Angela Bittel &
Christopher Amrhein

Heilende
Stimme

Die Stimme als Spiegel der Seele

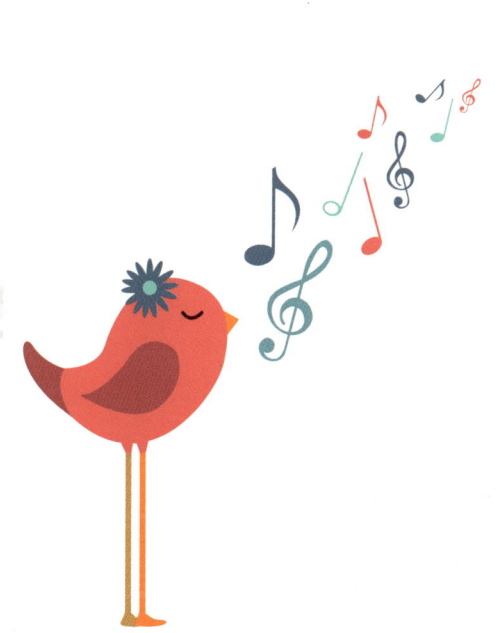

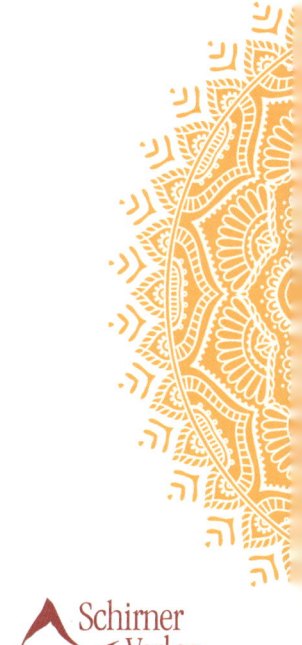

Schirner
Verlag

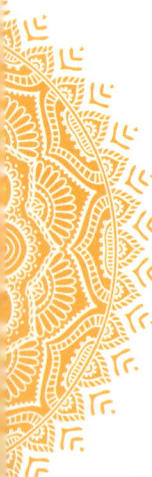

ISBN 978-3-8434-1224-7

Angela Bittel & Christopher Amrhein:
Heilende Stimme
Die Stimme als Spiegel der Seele
© 2016 Schirner Verlag, Darmstadt

Umschlag: Murat Karaçay, Schirner,
unter Verwendung von # 127551230 (© gst),
282797366 (© Snezh) und # 294753158
(© phokin), www.shutterstock.com
Layout: Silja Bernspitz, Schirner
Lektorat: Bastian Rittinghaus, Schirner
Printed by: Ren Medien GmbH, Germany

www.schirner.com

1. Auflage April 2016

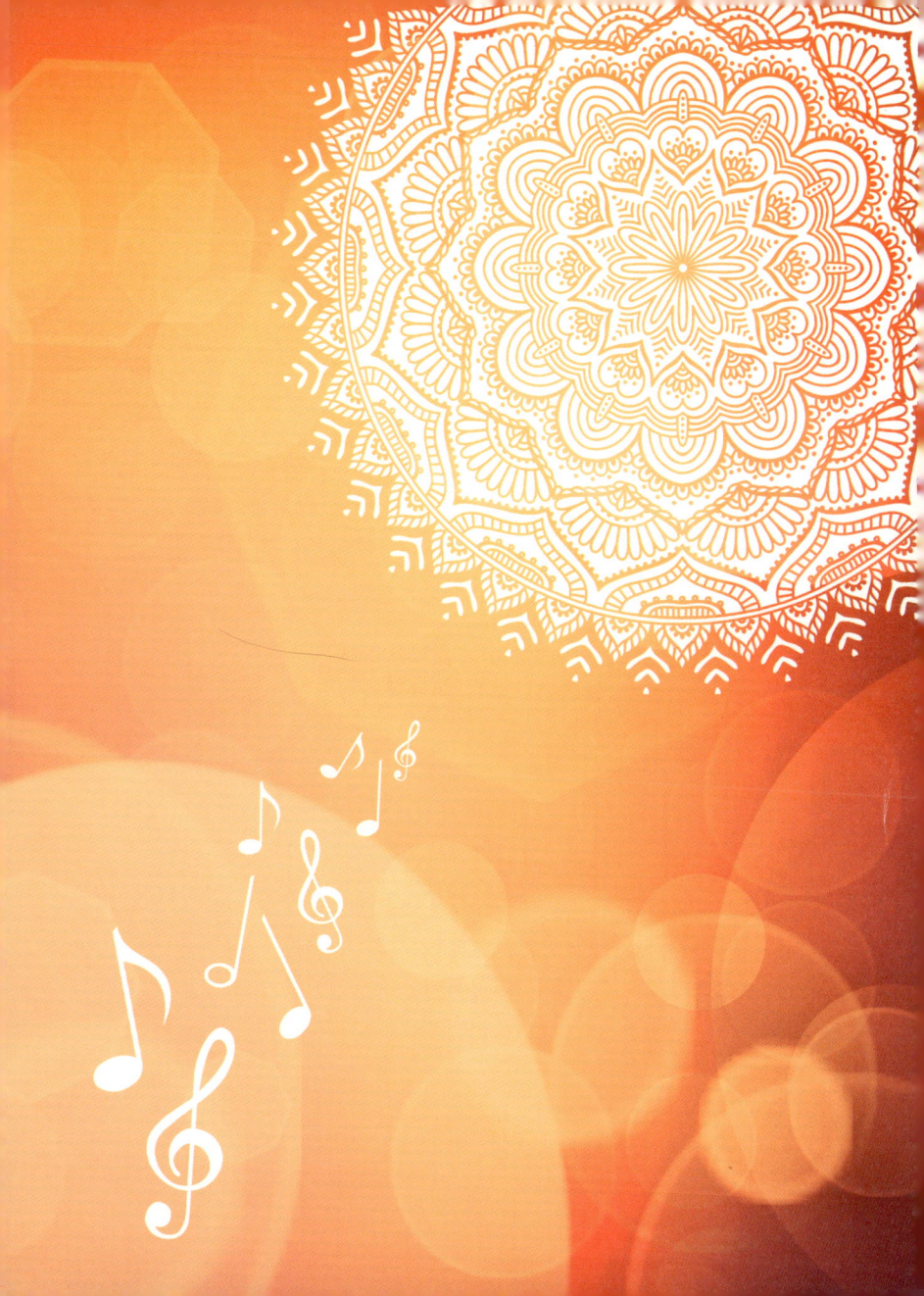

Inhalt

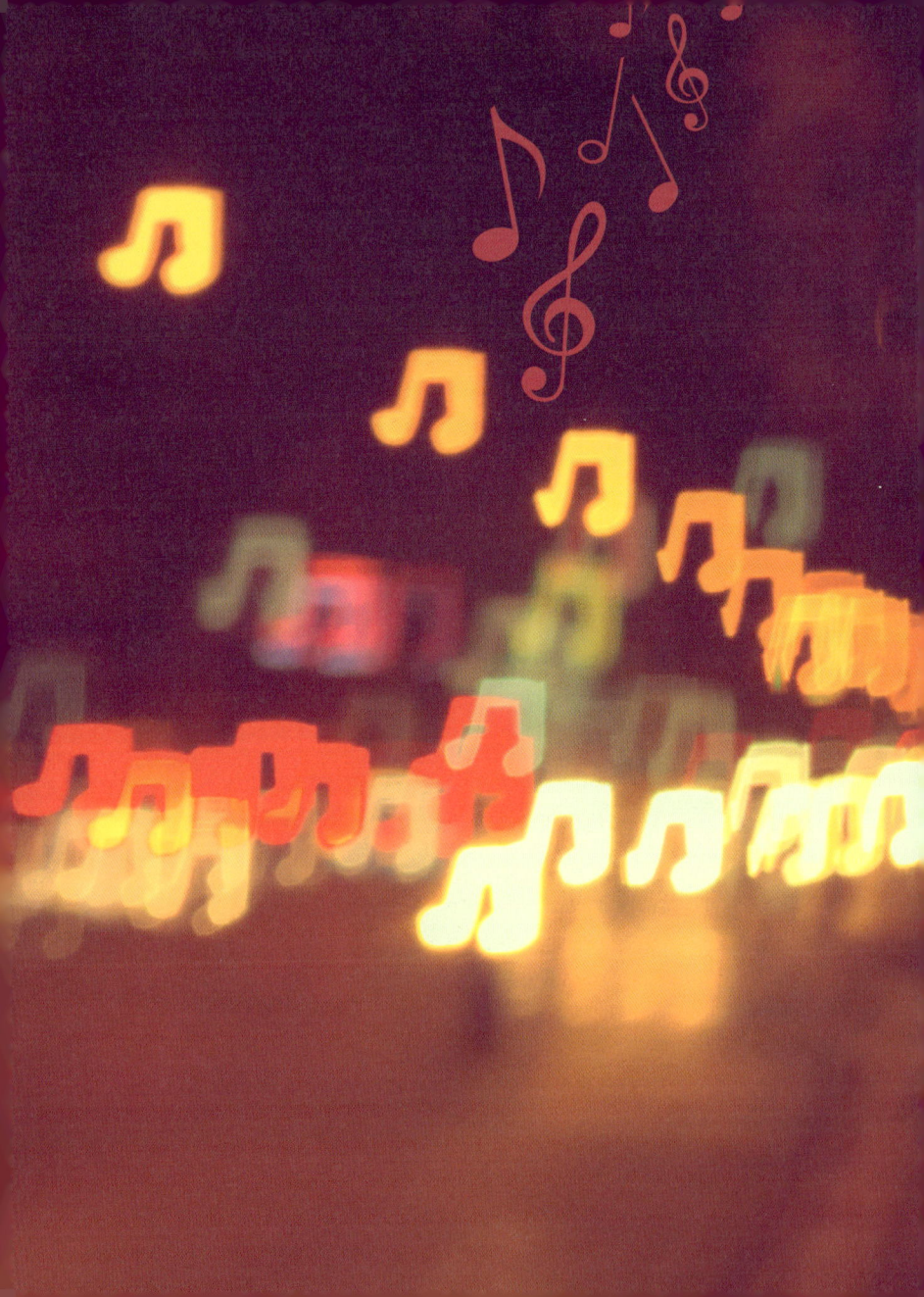

Vorwort: Die Stimme als mehrdimensionales Werkzeug

Es gibt kein Musikinstrument, das über so viele Klang- und Ausdrucksmöglichkeiten verfügt und zugleich so direkt mit der Gefühlswelt des Menschen verbunden ist wie die eigene Stimme. Und sie ist ein Instrument, das man nicht erst erwerben muss, sondern das jeder besitzt und vom ersten Atemzug an gebrauchen kann.

Was Mönche und Schamanen bereits seit Jahrhunderten wissen, wird im Zeitalter der Quantenphysik zur elementaren Möglichkeit, das Leben zu bereichern und individuelle Heilungsprozesse zu unterstützen: Die Stimme ist ein mehrdimensionales Werkzeug. Dieses unterstützt das individuelle Wachstum, die kreative Umsetzung der eigenen Berufung, Zentrierung, die Heilung von physischen und psychischen Störungen und die Verbindung von Wesen zu Wesen.

Die vielen Möglichkeiten der Stimme werden jedoch kaum genutzt. Im Alltag verwenden wir einen bescheidenen Ausschnitt der vokalen Bandbreite. Auch in der Schule wurde uns höchstens gesagt, wir sollen deutlicher oder lauter sprechen, und im Musikunterricht kam es vor allen Dingen auf das »richtige« Singen an. Die Stimme ist jedoch nicht nur ein Werkzeug zur Verständigung oder zum Liedersingen, sondern auch ein »Barometer« für alles, was sich im

Menschen abspielt. Sie ist Ausdruck unserer Befindlichkeiten und unseres ganzen Seins. Das Wort »Person« kommt vom lateinischen »personare« und bezeichnet, »wie du klingst«. Man könnte also sagen, die Stimme ist der Spiegel unserer Seele.

Wenn Wesen einander hier auf der Erde erkennen, geschieht dies über die Augen, die Stimme und das Schwingungsfeld des Einzelnen, die Aura. Du kennst sicher den magischen Moment, wenn wir einer Person zum ersten Mal tief in die Augen blicken: das Erkennen des anderen und unser selbst in diesem in Wahrhaftigkeit, frei von Bewertungen oder möglichen Identifikationen. Genau so können wir am Klang der Stimme eines Menschen sofort hören, wie es diesem geht, wo er derzeit steht, wie er »schwingt«. Im Spektrum der Obertöne enthält der Klang einer menschlichen (oder tierischen) Stimme Informationen über den »Jetzt-Zustand«, aber auch über den »Ur-Zustand« des jeweiligen Wesens. Der »Jetzt-Zustand« beschreibt seine emotionalen Regungen und die Erfahrungen, die es im Laufe seines Lebens gesammelt hat. Der »Ur-Zustand« entspricht seiner Essenz, sowohl physisch als auch energetisch.

Die Schwingung der eigenen Stimme stimuliert jede einzelne Körperzelle. Dadurch haben wir die Möglichkeit, uns selbst frei zu singen von Störfrequenzen wie negativen Gedanken und sogar körperlichen Beschwerden oder uns neue Information »einzuverleiben«, indem wir sie in unsere Zellen einschwingen. Wir können uns unseren Körper als externe Festplatte vorstellen, auf die wir Informationen von unserem Energiekörper oder unserem Bewusstsein exportieren. Die Datenübertragung geschieht über den Klang. Aus diesem Grund schreien auch Babys gern so laut: Der Klang ihrer Stimme – oder genauer die Frequenz – erinnert sie an ihr Potenzial, daran, wie die Zellen und das Energiesystem sich entwickeln sollen. Diese Information wird als Schwingung an die Körperzellen weitergegeben und dort gespeichert. Jede Kränkung (wenn das Kind etwa gesagt bekommt: »Plärr nicht so rum«) beraubt die Stimme ihres Ausdrucks. Die ursprüngliche Persönlichkeit – wir alle kommen zunächst als von Prägungen freie Wesen auf die Welt – wird getrübt. Sie verschwindet zunehmend zugunsten dessen, was das Umfeld von uns erwartet. Und so spielen wir jeden Tag – Jahr um Jahr – unsere Rollen auf der Bühne, die man »Leben« nennt. Im Laufe dieses Lebens melden sich dann der Körper und/oder der Geist und erinnern uns daran, dass wir nicht das Leben führen, das unserem natürlichen Sein entspricht – in vielen Fällen mittels einer Krankheit. Wir gelangen an einen Wendepunkt und stellen fest, dass wir schon lange nicht mehr unserer inneren Stimme folgen. Wie sollen wir da erst recht wissen, wie unsere äußere Stimme tatsächlich klingt? Wie wir uns anhören und vor allem anfühlen, wenn wir UNS frei und freudig ausdrücken?

Wenn Körper, Herz und Stimme wieder *eine* Sprache sprechen, entsteht ein Gefühl der tiefen Ruhe und Gelassenheit in uns. Wir sind präsent. Das bedeutet: nichts tun müssen, sondern einfach nur SEIN.

In diesem Buch erschaffen wir uns einen Raum des »Nichts-tun-Müssens«, aus dem heraus wir mit dir in die Welt der heilenden Stimme eintauchen wollen. Dazu verbinden wir die innere Stimme, die äußere Stimme und den Körper miteinander. Wir fühlen wieder, was wir sagen. Und leben, was wir fühlen.

Wir sind überzeugt davon, dass – von wenigen durch Krankheiten bedingten Fällen abgesehen – jeder Mensch eine einzigartig schöne Stimme besitzt, die selbst nach jahrelanger Unterdrückung zum Klingen gebracht werden kann. Dabei geht es uns nicht nur um den Klang der Stimme, sondern vor allem um die »Stimmung« der ganzen Person. Unsere Erfahrung zeigt uns immer wieder, dass eine Arbeit, die psychologisch und methodisch anders als im üblichen Musikunterricht vorgeht, die Äußerungs- und Aufnahmefähigkeiten der »Unmusikalischen« oder »Nicht-Sänger« sehr leicht fördert. Und zwar oft so weit, dass sie in manchen Bereichen dem ausgebildeten »Musikalischen« oder »gelernten Sänger« sogar überlegen werden. Das Nichtwissen um theoretische Hintergründe erleichtert oft den Zugang bei dieser Herangehensweise – die der Hypnose nicht unähnlich ist. Denn es geht nicht ums Wissen, es geht um das Sein.

Die übliche Unterscheidung in »Musikalische« und »Unmusikalische« hat keine Berechtigung, weil wir immer wieder den Nachweis erbringen, dass die Hemmungen, die Menschen unmusikalisch erscheinen lassen, überwunden werden können.

Wir lenken dazu die Aufmerksamkeit sowohl auf die äußeren Vorgänge, vor allem die Bewegungen des Körpers, als auch auf die innere Bewegung der Gefühle und die spirituelle Anbindung. Um diese beiden Pole gruppieren sich dann weitere Erfahrungen im Umgang mit der Stimme.

Unsere Überzeugungen in Bezug auf die Stimme basieren auf unseren eigenen langjährigen Erfahrungen an uns selbst sowie mit Gruppen und im Einzelunterricht.

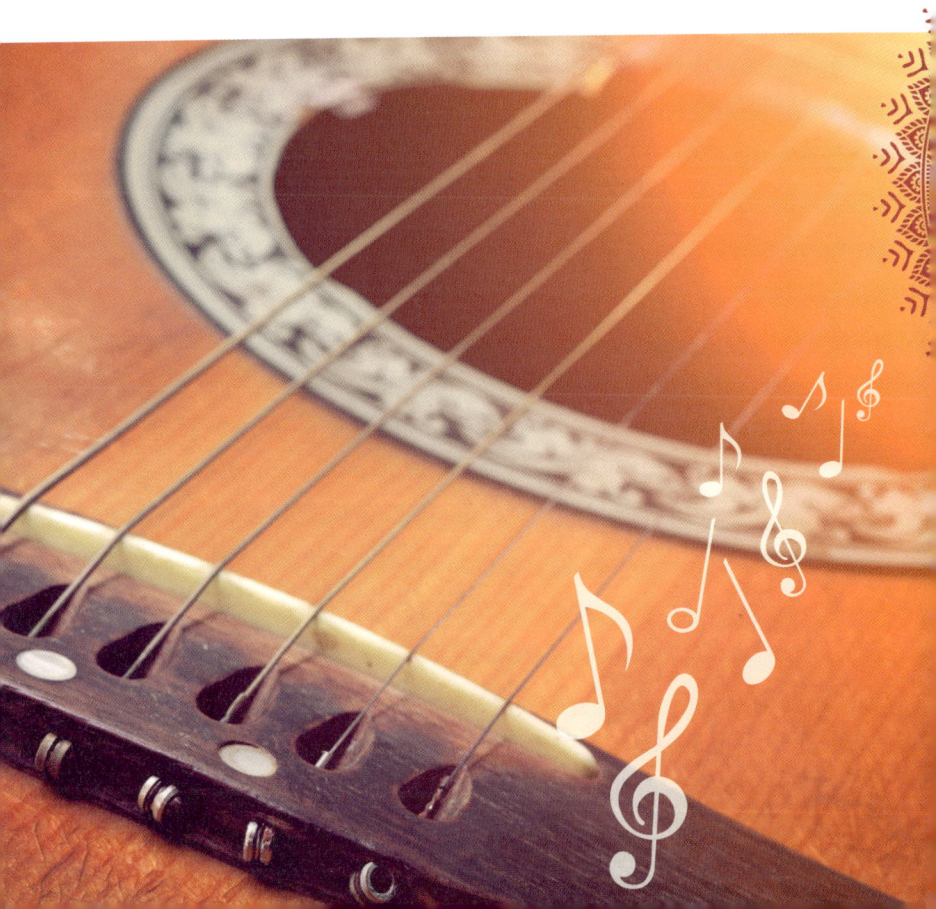

Warum haben wir die Stimmarbeit für uns gewählt?

Die Stimme ist etwas, was wir alle jeden Tag benutzen, ob bewusst oder unbewusst. Der Gedankengang, den wir vor allem in der Arbeit mit der Herzensstimme (siehe Kapitel »Unsere Werkzeuge für Stimme und Heilung«) erforschen wollten, war folgender: Wenn wir es schaffen, die gängige Stimm- und Spracharbeit mit der Energiearbeit so zu verknüpfen, dass mit jedem Nutzen der Stimme (auch Alltagsgesprächen) die Brücke zum Unterbewusstsein trainiert wird, ist ein permanentes persönliches Wachstum möglich. Das Bewusstsein dehnt sich beinahe von selbst immer weiter aus, und Vocal-Coaching oder Kommunikationstraining wird zur Heilarbeit.

Und es gelang. Die Stimme »merkte« sich den Bewusstseinszustand, in dem Körper, Stimme und Bewusstsein im Einklang schwingen. Ob wir nun mit Lied- oder Spracharbeit an der Herzensstimme arbeiteten, war für den Stimmapparat gleichgültig. Wir haben schließlich nur eine Stimme, die für Wort und Lied zuständig ist. Und wenn wir genau hinhören, erkennen wir, dass wir auch beim Sprechen einer Wortmelodie folgen. Klang entsteht immer durch das Zusammenspiel von Atem und Stimmbändern, ob wir nun sprechen oder singen.

Die Förderung des persönlichen Wachstums durch Musik und Stimme ist eine kreative und freudvolle Arbeit. Und das ist einer der ausschlaggebenden Gründe dafür, dass uns diese Beschäftigung so sehr am Herzen liegt. Wir lieben, was wir tun, und tun, was wir lieben. Die Vorstellung, die Entwicklung der Persönlichkeit müsse anstrengend oder »ernst« sein, gilt für uns ebenso wenig wie die Annahme, dass Arbeiten schwer sein müsse. Natürlich dürfen wir an unsere Aufgaben mit Verantwortung, Ausdauer und vielleicht sogar Ehrgeiz herangehen. Zugleich dürfen wir uns aber auch die Wege aussuchen, die unser Herz vor Freude hüpfen lassen. Freude ist ein Motor, der es uns ermöglicht, leicht und schnell zu lernen. Oscar Wilde sagte schon: *»Das Geheimnis des Lebens überhaupt ist für mich, die Dinge sehr, sehr leicht zu nehmen.«* Und es war schon immer die Stimme, die unser Herz zum Singen brachte.

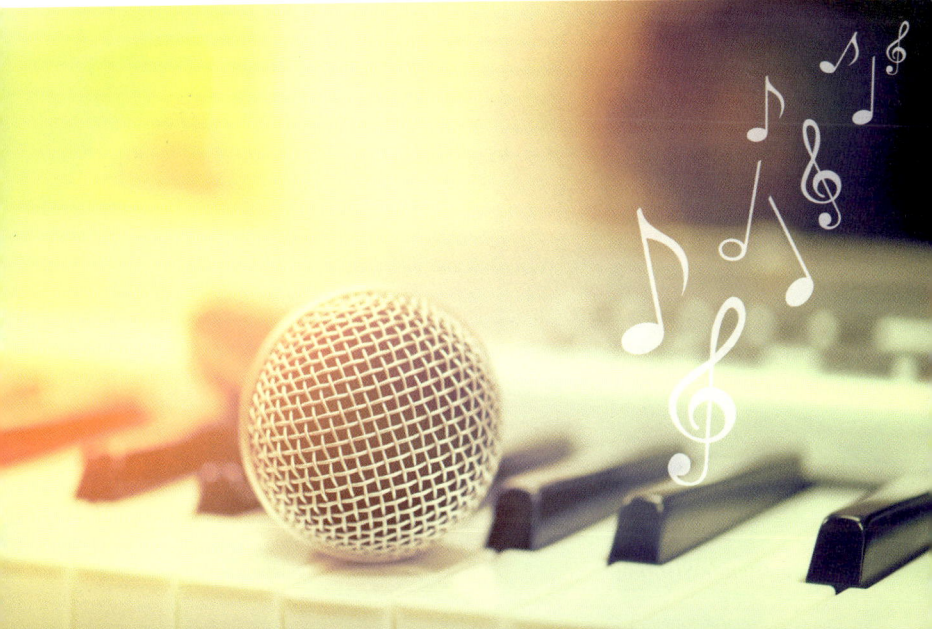

Vom Stimme-Haben zum Stimme-Sein – unser Weg

Wenn wir die Entwicklung unserer Auseinandersetzung mit der Stimme in einem Wort beschreiben wollten, so würden wir sagen: Es war der Weg vom »Stimme-Haben« zum »Stimme-Sein«. Im Folgenden gehen wir kurz auf die verschiedenen Erfahrungsschätze ein, die wir in den unterschiedlichsten »Genres« der Stimmarbeit gesammelt haben. Der ein oder andere findet sich hier vielleicht wieder und bekommt Antworten auf seine bisher unbeantworteten Fragen.

Singen in der Kirche und in der Schule

Meine ersten nachhaltigen Eindrücke von singenden Stimmen bekam ich im Alter von 2 bis 4 Jahren in der Kirche. Mein Vater war Organist, und ich saß oft neben ihm auf der Orgelbank. Dabei hatte ich Hände und Füße still zu halten, und meinen ganzen Körper durfte ich schon gar nicht bewegen. Auch die Gläubigen beschränkten ihre Bewegung auf das Öffnen und Schließen des Mundes. Sogar das Singen musste ich mir verkneifen, denn sobald ich mitsang, schauten alle Leute her zu mir, weil ich offenbar etwas anderes sang, als im Gesangbuch stand.

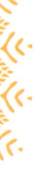

In der Schule begann jeder Schultag damit, dass wir bei Eintritt der Lehrerin aufspringen und in gerader Haltung stehen mussten. Sie ging an das Harmonium und intonierte ein Lied, das wir alle zusammen sangen. Die äußere Bewegung bestand – neben der Bewegung der Stimmmuskeln – im Aufstehen vor und dem Hinsetzen nach dem Singen. Die innere Bewegung bestand aus der Angst, etwas falsch zu singen. Darin erschöpfte sich auch der Musikunterricht.

Das Singen sowohl in der Kirche als auch in der Schule war dadurch gekennzeichnet, dass es ohne Beteiligung des Körpers vor sich ging, ja, der Drang zur Bewegung unterdrückt werden musste. Auch innerliche Bewegtheit wurde nicht zugelassen, weil es den Gesamtklang des Klassen- bzw. Chorgesangs gestört hätte. Was diese Situationen angeht, kann ich mich nicht an ein besonderes Gefühl zu meiner Stimme erinnern. Ich habe halt funktioniert.

Christopher

Ich hatte das große Glück, das Singen in der Schule und in der Kirche als absolute Befreiung zu erfahren. Ich konnte gar nicht anders, als das Singen Besitz von mir ergreifen zu lassen. Was um mich herum war, spielte in den Momenten des Singens keine Rolle mehr – ja, ich würde fast schon sagen, ich »war« Gesang. Das Feedback meines Umfelds war zu diesem Zeitpunkt immer sehr wohlwollend und unterstützend. Unfreiheit und Enge erfuhr ich erst zu einem späteren Zeitpunkt, als ich be-

gonnen hatte, mich mit Gesangstechniken und theoretischem Wissen zu beschäftigen. Rückblickend würde ich sagen, dass meine Stimme und mein Körper im Kindesalter vieles ganz natürlich »richtig« gemacht haben (im Sinne von der Stimme und dem ganzen System wohlwollend). Erst die Verlagerung vom Gefühl in den Kopf, das viele Wissen und das daraus entwickelte Ego, das es »richtig machen« wollte, erschwerte es mir, weiterhin das Lied zu SEIN. Ich wollte schön singen.

Angela

Kinderlieder & Musicals

Eine neue Art des Umgangs mit der Stimme lernte ich im Alter von etwa 10 Jahren durch die Lieder von »Christiane und Fredrik Vahle« kennen. Diese Lieder forderten geradezu zu vielfältigen Bewegungen heraus: Der Inhalt (die Rübe, die herausgezogen wird; der Hase, der vor dem Jäger davonläuft usw.) wurde szenisch dargestellt, die Lieder wurden mit Klatschen, Stampfen usw. rhythmisch begleitet oder mit Gesten und Gebärden ausgeschmückt. Text und Melodie ließen Freiheit für eigene Gestaltungen, verlangten diese sogar. Die Texte waren für uns leicht nachvollziehbar und handelten nicht nur vom Bauern, der das Rösslein einspannt, sondern bezogen sich auch auf unsere Realität (z. B. Schulalltag, Elternhaus, Ausländerproblematik, Arbeitswelt der Eltern und

Kindergefühle). Durch ihren rhythmischen Pfiff wurde ich von diesen Liedern in ganz anderer Weise angesprochen als von den bisher gewohnten Liedern. Ich bekam ein neues Verhältnis zu meiner Stimme: die Freiheit der Bewegung und der rhythmischen Begleitung, die innere Bewegtheit durch die ansprechenden Texte und Inhalte sowie die Erfahrung, dass das Singen nicht nur auf ein Belcanto-Ideal, sondern auf die eigenen Gefühle ausgerichtet ist. Dies führte zu einer ersten Identifikation mit meiner Stimme.

Christopher

Für mich waren es neben Rolf Zuckowski die zauberhaften Lieder aus den damals bekannten Disneyfilmen (»Arielle«, »Cinderella«, »König der Löwen« & Co), die mich – im wahrsten Sinne des Wortes – »bewegten«. Ich sang lauthals mit und ließ meinen Körper das machen, was meine Stimme brauchte, um die Lieder und deren Inhalt mit jeder Zelle zu spüren. Diese »szenischen Darstellungen« folgten keinem Konzept, sondern entsprangen ganz der Intuition. Dafür brauchte ich kein Publikum. Ich spürte, dass es mir guttat, auf diese Art und Weise zu singen und zu sein. Schon bald entdeckte ich für mich Lieder aus den weltbekannten Musicals (»Elisabeth«, »Les Misérables«, »Phantom der Oper«, »Cats« & Co), von denen ich mich ebenso »bewegen« ließ, innerlich wie äußerlich. Das war meine liebste, tages(er)füllende Beschäftigung im Alter von 6 Jahren – mit einem freien Körper und einem freien Geist die Lieder, die etwas in mir anrührten, zu leben, immer wieder aus dem Moment heraus und neu. So sang ich mich frei von Sorgen. Die ersten deutschsprachigen Lieder, die aus mir selbst kamen, erinnern mich stark an die Sound-tracks der Zeichentrickfilme. Ich arbeite noch heute im Unter-richt gern mit ihren klaren Frequenzen, die sich harmonisie-rend und wohlwollend auf das Gemüt niederlegen.

Angela

Klassischer Gesangsunterricht, Sprechen & Logopädie

Mit 23 lernte ich in meinem ersten klassischen Gesangsun-terricht eine neue Dimension meiner Stimme kennen. Zuerst musste ich lernen, die äußere Bewegung zu reduzieren. Es ging vor allem um Beherrschung und »Kanalisierung« der Stimme: Atemdosierung, Stütze, Vokal- und Registeraus-gleich, Ansatz, Artikulation, Phrasierung, Gesang nach Noten usw. Bei dieser Art des Singens lernte ich, die äußere Bewe-gung immer mehr zu einer inneren umzuformen. Ich wurde mir meiner Stimme und ihrer Möglichkeiten bewusst, der Grenzen des Stimmumfangs, des Atemvolumens, der Dyna-mik, und lernte, sie ausdrucksvoll zu gestalten. Diese neuen Gesangstechniken ließen sich mit meinen bisherigen Stimm-gewohnheiten nicht ohne Weiteres vereinbaren. Das Gleich-

gewicht, in dem ich mich bisher mit meiner Stimme befunden hatte, wurde gestört. Ich war verunsichert, und es dauerte mehrere Jahre, bis es mir gelang, alle bisher gemachten Erfahrungen im Umgang mit meiner Stimme zu integrieren. Das achtsemestrige Gesangstudium bei Peter Doss hat mir dabei ganz wesentlich geholfen.

Christopher

Im Alter von 13 Jahren bekam ich die Möglichkeit, als Frühstudierende klassischen Gesangsunterricht an der Musikhochschule Augsburg/Nürnberg zu nehmen. Der sehr starre und technische Unterricht führte zu einer Verspannung meiner Stimmbänder, aus der sich nach einem halben Jahr Unterricht ernst zu nehmende Stimmbandknötchen entwickelten. Der O-Ton des behandelnden Arztes war damals: »Wenn Sie Sängerin werden wollen, ist das wie ein Mann ohne Beine, der Marathonläufer werden möchte.« Ich wechselte daraufhin die Gesangslehrerin und nahm dreimal die Woche Logopädieunterricht – fünf Jahre lang. Die Kombination von klassischem Gesangsunterricht, Logopädie und Tanzunterricht – den ich damals noch zusätzlich besuchte – ermöglichte es mir, den Stimmunterricht als etwas Ganzheitliches zu erfahren. Gleichwohl lag das Hauptaugenmerk noch immer auf der »richtigen« Stimm-, Atem- und Gesangstechnik.
Im Laufe meines Studiums an der Universität der Künste Berlin durfte ich noch einmal tiefer in die Techniken des klassi-

schen Belcanto und des Speech-Level-Singings eintauchen sowie in das Erarbeiten sogenannter »Character Voices« (im Fach »Musical« oft eine quäkig klingende Stimme, die einem komödiantischen Charakter zu eigen ist). Im Speech-Level-Singing war mir vor allem Stephanie Borm eine große Hilfe. Im Sprach- und Gesangsunterricht an der Universität bei Prof. Ute Becker und Prof. Rainer Wolf empfand ich das technische Lernen als sehr wohltuend, da es immer in direktem Zusammenhang mit der Lied- und Inszenierungsarbeit stand. Technik in Kombination mit Körperarbeit – auf der Basis des authentischen Gefühls – ist für mich ein ganzheitliches Arbeiten mit der Stimme, das Sinn macht. Es dient dem Menschen und der Gemeinschaft – und macht auch noch Freude.

Angela

Rockmusik – on stage

Die Rockmusik bedeutete für mich zunächst die Erfüllung all der Ideale und Freiheiten, die ich an den Kinderliedern gemocht hatte. Die ersten stimmlichen Erfahrungen bestanden darin, die einfachen Texte lauthals mitzugrölen, während sich mein Körper ekstatisch bewegte. Was die Ausdrucksmöglichkeiten und die Lautstärke betraf, gab es keine Grenzen bis auf die Stimmbänder, die mit Heiserkeit antworteten – wobei ein unkonventioneller Gesangslehrer mir wertvolle Tricks zeigte, wie man nicht nach drei Songs ohne Stimme dasteht. Wesentlich für die Identifikation mit der Stimme waren das Allmachtgefühl durch die Lautstärke, der Einbezug des ganzen Körpers sowie die Übereinstimmung mit dem »Sound« und dem Inhalt des Gesungenen. Schnell entstand der Wunsch, dies durch eigene Produktionen zu verstärken.

Die »Freiheit«, von der ich sprach, erwies sich jedoch insofern als Sackgasse, als gerade die kommerzielle Rockmusik, unter deren Einfluss wir Jugendliche standen, in den musikalischen Ausdrucksmitteln eingeschränkt war und unseren individuellen Ausdrucksbedürfnissen keinen Raum ließ. Ich musste mich auf die Suche begeben. In dem zweijährigen Rockprojekt »Chrisbrei und die Orff-Beats« mit Salzburger Mitstudenten fand ich neue Möglichkeiten in einer Mischung von Rock, Afro, Jazz und Bewegung.

Christopher

Auf der Bühne stand ich erstmals im Alter von 15 Jahren – als Solistin in regionalen Rockmusicals sowie als Frontfrau einer Rock-Cover-Band und einer Jazz-Big-Band-Formation. Die Abwechslung zwischen Jazz-Improvisation, Musical und Rockmusik empfand ich als bereichernd, und ich bin auch heute noch offen für alles. Die Früchte des klassischen Gesangsunterrichtes bei Christian Schleicher und Perrin Manzer Allen sowie des kontinuierlichen Logopädietrainings waren für mich vor allen Dingen auf der Bühne spür- und hörbar –

im Tun. Ich glaube, dass es wichtig ist, sich immer wieder mit dem, was man gelernt hat, zu verorten, es praktisch um- zusetzen und auch zu prüfen, inwieweit man sich damit vor Publikum zeigen kann. Leicht werden dabei nämlich andere Konditionierungen wirksam, und ich folge einem Ideal, wie ich auf der Bühne zu sein habe. Doch diese bringen mich wieder weiter von mir weg als gedacht.

Angela

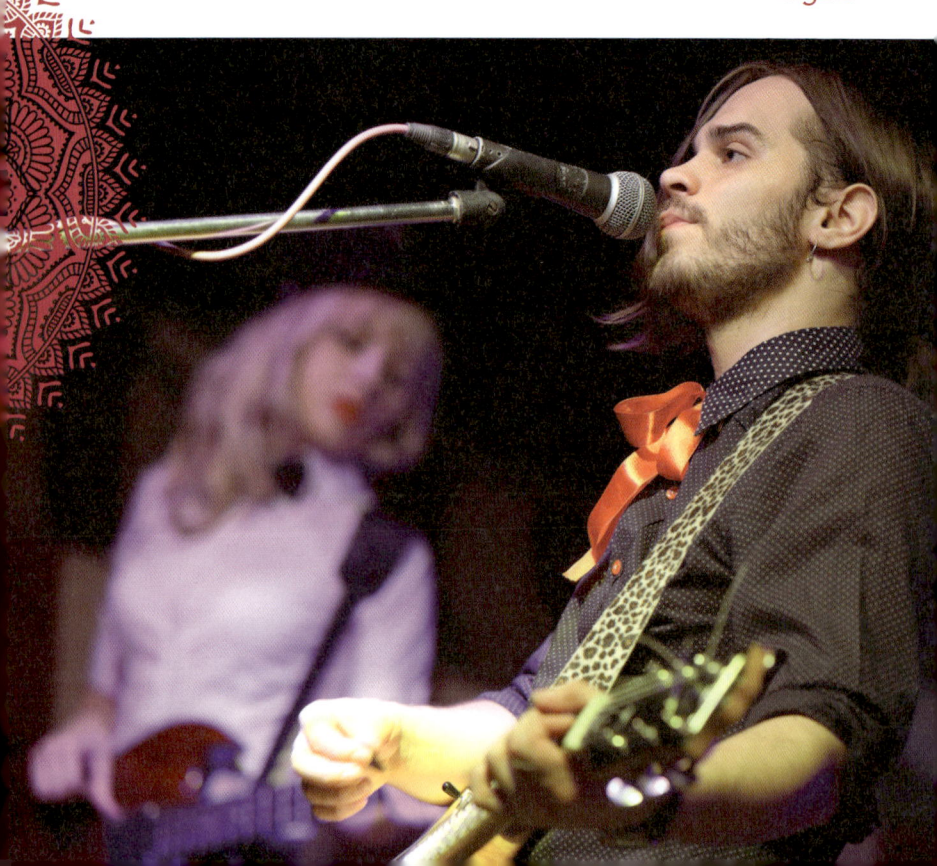

Experimenteller Gesang

Schon in früher Kindheit wurde ich durch meinen Vater, der sich intensiv mit neuer Vokalmusik beschäftigte, zu vielerlei Experimenten, Klang-, Artikulations- und Sprechspielen angeregt. Der Spaß an »nonsemantischem« Singen und Sprechen begleitete mich durch alle Stationen meiner Stimmerfahrung. In der Zusammenarbeit mit Klaus Arger (»11 und«) und dem Ensemble »Lopidre«, mit Helmi Vent (»Tischreden«) sowie mit Werner Raditschnig (»Kaponik«) konnte ich an diese frühen Erfahrungen anknüpfen und in Experimenten alle mir zur Verfügung stehenden »Techniken« integrieren.

Christopher

Auch mich begleitete der experimentelle Gesang schon immer. Intensiv damit befasst habe ich mich vor allen Dingen durch mein Interesse an der Stimme als Heilinstrument. In den Klangbehandlungen gebe ich der Stimme immer den freien Raum, alles auszudrücken, was da ist – egal, ob das nun technisch »richtig« oder »falsch« ist. Mit dem Ergebnis, dass die Stimme nie heiser oder müde wird. Ganz im Gegenteil: Sie geht in Bereiche, die mir im Liedgesang selten bis nie begegnet sind. Das freie Singen empfinde ich – gerade für studierte Sänger – als absolute Befreiung und zugleich Bereicherung. Dank des Experimentellen hat mein

Stimmumfang rapide zugenommen. Und die Stimme klingt einheitlich, kein Bruch ist mehr hörbar – außer, man möchte sie in einem Moment bewusst so erklingen lassen.

Angela

Obertongesang

In meinem 19. Lebensjahr hörte ich zum ersten Mal Obertongesang, der mich sofort ansprach und verzauberte. Seitdem bemühe ich mich, die Obertontechnik (aus Indien und der Mongolei) und die Untertontechnik (aus Tibet) immer besser zu beherrschen. Als Obertonsänger, Leiter des Salzburger Obertonchors »Prisma« sowie als Leiter von Oberton-Workshops ist der Obertongesang wesentlicher Teil meiner Arbeit als Musiker und Pädagoge. Er erfordert die feinsten unsichtbaren Bewegungsnuancen der Stimmorgane und stellt für mich damit das Höchstmaß von innerer Bewegung und Bewegtheit dar.

Christopher

Die Obertöne sind das Neueste für mich und begegneten mir mit Christopher zum ersten Mal. Dass man den Obertongehalt der Stimme über das gezielte Trainieren dieser Technik verstärken kann, faszinierte mich. Ich stellte schnell fest, dass eine obertonreiche Stimme im Rahmen der Klangbehandlungen viel tiefer und schneller an körperliche Störun

gen herankommt. Da meine Stimme heute sehr obertonreich ist, wird sie, egal, wie laut oder leise ich singe, als sehr klar wahrgenommen.

Angela

Fazit

Wir bewegen uns weg vom Stimme-Haben in das Stimme-SEIN. In diesem Zustand gibt es keine Anstrengung mehr für die Stimme. Wir können stundenlang singen, sprechen – ja, sogar schreien, ohne heiser zu werden, weil Körper, Stimme und Gefühl in Einklang sind. Wenn du das Gefühl hast, dass »es« dich singt, singst du nicht länger, sondern BIST das Lied (sprichst nicht länger, sondern bist das Wort). Mit diesem Buch wollen wir dich durch die verschiedenen Möglichkeiten deiner Stimme begleiten. Wir beide unterrichten und forschen seit Jahrzehnten in den Bereichen Stimme und Heilung, Herzkommunikation und Herzensstimme, die Macht der Schwingung über Lied und Wort und die Stimme als Schlüssel in ein neues Sein.

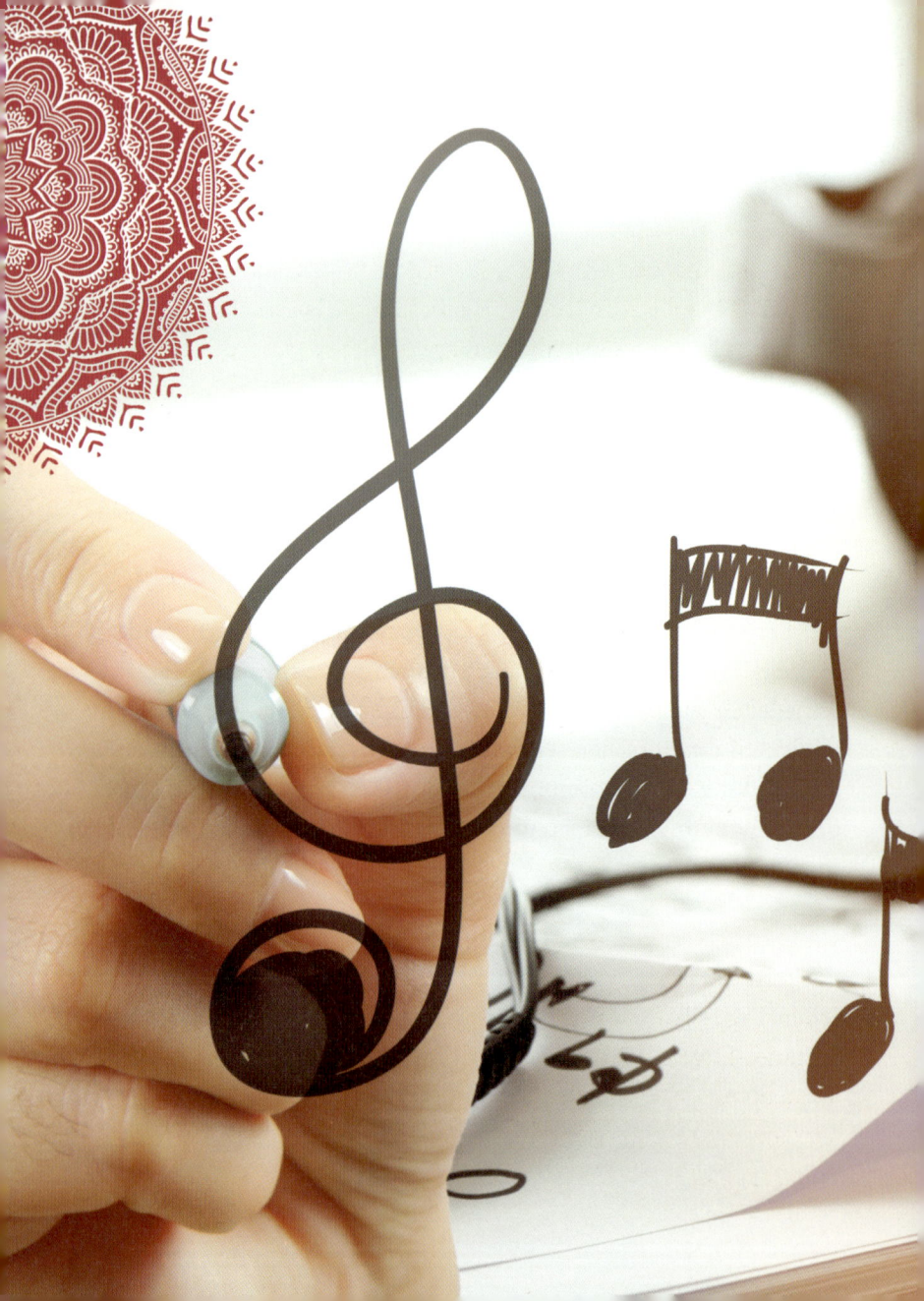

Die physische Stimme

Zu Beginn machen wir uns mit unserer physischen Stimme vertraut. Dafür gibt es in diesem Kapitel Basiswissen mit hilfreichen und einfachen Übungen, die es dir emöglichen, die Funktionalität der Stimme zu erfühlen.

Fokussieren wir zuerst mit unserer »inneren Kamera« unseren physischen Stimmapparat – das geht besonders gut mit geschlossenen Augen. Wir stellen uns vor, wir zoomten in unseren Hals hinein zum Kehlkopf. Dort liegen waagerecht unsere zwei Stimmlippen gespannt, die gerade einmal so lang sind wie das kürzeste Glied unseres kleinen Fingers. Wir erinnern uns daran, dass die Stimme ein eigenes Wesen ist. Sie ist in der Lage, jedes Gefühl, Bild oder Lied so zu übersetzen, wie sie es in dem jeweiligen Moment als angebracht empfindet. Es geht uns im ersten Schritt nicht darum, hinzuhören und die Stimme zu kontrollieren, sondern, sich an einen echten und individuell natürlichen Stimmgebrauch zu gewöhnen.

Die Sprechstimme

Jeden Tag teilen wir uns über unsere Stimme mit. Oft werden wir anhand unserer Stimme beurteilt, ohne selbst zu wissen, wie sie auf andere wirkt und wie wir diese Wirkung verändern können. Wir haben uns im Laufe der Zeit eine bestimmte Art des Sprechens angewöhnt, wissen aber nicht, warum und ob sie wirklich optimal für uns ist. Kinder haben noch eine sehr natürliche Stimme, die wir oft als »laut« oder »durchdringend« empfinden. Was in der Natur lebenswichtig ist, um sich seinen Artgenossen mitzuteilen oder sie zu warnen, wird in unserem zivilisierten Leben als zu laut, nervig oder störend empfunden. Nachdem Kinder oft genug auch verletzend auf ihre vermeintlich zu laute Stimme angesprochen werden, fangen sie an, diese zu »entschärfen«, indem sie die Stimmlippen nicht mehr ganz schließen. So kommen sie dem »gesäuselten« Stimmideal der Erwachsenen näher. Leider verlernen die meisten Menschen dabei nicht nur den Gebrauch ihrer natürlichen Stimme, sondern auch das Vertrauen in ihre vokalen Fähigkeiten. Wichtig für unser eigenes Stimmideal ist, wie wir unsere und andere Stimmen bisher gehört haben. Ein bewusstes Wahrnehmen und Hinhören ist der erste Schritt dahin, unnatürliche oder antrainierte Gewohnheiten zu verändern. Alles, was wir uns antrainiert haben, können wir uns auch wieder abtrainieren. (Übungen, mit denen du deine natürliche Sprechstimme erklingen lassen kannst, findest du in Kapitel »Die 3 Schritte zur Herzkommunikation«)

Die Singstimme

Der Mensch hat EINE Stimme, mit der er alles machen kann: singen UND sprechen. Sobald wir das verinnerlicht haben, ist der Schritt vom gesprochenen Wort zum Lied nicht mehr weit. Beim Singen brauchen wir nicht mehr zu tun als beim Sprechen. Wir müssen weder tiefer einatmen noch mehr Kraft aufwenden als bei einem ganz normalen Gespräch. Es gibt natürlich einen »Sängermodus«, aber dieser verfälscht unser eigenes Stimmbild und somit auch unsere Persönlichkeit. Wenn wir genau hinhören, bemerken wir, dass bereits unsere Sprache immer einer Wortmelodie folgt. Daher könnte man sogar sagen, wir singen den ganzen Tag. Nur bezeichnen wir es nicht so, weil wir keiner reproduzierbaren Melodie, Rhythmik oder Form folgen. Gängige Gesangstechniken wie das klassische Belcanto oder das Charakter-Voice-Singing (aus dem Bereich »Pop/ Musical«) trainieren ein bestimmtes Ideal, das nur begrenzt Raum lässt, den Menschen in seiner Ganzheit zu hören. Derzeit ist wohl das amerikanische Speech-Level-Singing (Sprech-Level-Gesang) die Technik, die der natürlichen am nächsten kommt. Wir gehen für uns noch einen Schritt weiter: vom Speech-Level- zum »Be-Level«-Singing. Wenn wir lernen, das Gefühl direkt an die Stimme »anzukoppeln«, wird es uns nicht mehr schwerfallen, aus einem Song etwas »ganz Eigenes« zu machen – indem wir das Lied einfach »sind«. Die meisten Menschen neigen dazu, Sänger, die sie auf einer CD gehört haben, zu imitieren. Sie nehmen wahr, was dessen Stimme macht, und versuchen, dies auf ihre Stimme zu übertragen. Das kann unbewusst oder bewusst geschehen.

Wir bevorzugen es, aus der eigenen Stimme heraus die Technik zu entwickeln, die für einen bestimmten Song notwendig ist. Wenn wir mit dem Stimmmaterial arbeiten, das tatsächlich da ist, wird jede Technik viel schneller erlernbar sein als aus einer »unechten Stimme« heraus. Unser Fokus in der Stimmarbeit liegt außerdem darauf, den Stimmapparat so auszubilden, dass rein muskulär jeder Musikstil gesungen werden kann. Wir alle sind enorm wandelbar und besitzen unendlich viele Facetten in unserem Menschsein: Jede Prinzessin trägt auch eine Hexe in sich, jeder gute Zauberer auch einen machthungrigen Herrscher. In einer Welt von Gegensätzen – die immer zusammengehören – geht es für uns darum, deine Stimme so zu begleiten, dass sie jederzeit alle Möglichkeiten hat.

Das Ohr

Das Ohr ist das Tor zur Stimme. Nur, wenn du deine Stimme ausreichend über den äußeren Raum wahrnehmen kannst, kannst du auch bewusst etwas verändern. (Wenn wir die Stimme als Werkzeug zur Bewusstseinserhöhung nutzen, steht das Fühlen im Vordergrund. Erst später nehmen wir das Gehör gleichwertig dazu. Denn hier geht es nicht darum, sich über das Außen zu korrigieren, sondern, sein Bewusstsein in alle Richtungen hin auszudehnen.) Alfred A. Tomatis war der Erste, der den Zusammenhang von Stimme und Ohren erforschte. Wenn wir z. B. bei lauter Musik mitsingen oder mit vielen Fans im Fußballstadion schreien, uns gegen ein Stimmengewirr durchsetzen wollen oder gegen irgendetwas anbrüllen müssen, werden wir meist sehr schnell heiser. Der Grund dafür ist, dass wir die Feinmotorik der Stimme nicht mehr steuern können, weil sie nur in Verbindung mit unseren Ohren funktioniert. Wenn wir uns nicht oder schlecht hören, verwenden wir zu viel Kraft in den Muskeln der Stimmbänder und bekommen dort Muskelkater. Das Resultat ist die Heiserkeit – bis sich die Muskeln wieder erholt haben.

Bei allem, was du mit deiner Stimme machst, bist du selbst dafür verantwortlich, dich immer ausreichend zu hören, weil deine Stimme erst dann richtig funktioniert. Deswegen haben Band-Sänger auf der Bühne meist einen Lautsprecher vor sich stehen, auf dem ihr eigener Gesang liegt, den sogenannten Monitor. Wenn Übungen in größeren Gruppen gemacht werden, kannst du dir mit folgenden Techniken helfen, dich selbst besser zu hören.

ÜBUNG: Monitor und Resonanzfläche

Du erzeugst ein künstliches Störgeräusch (z. B. vom laufenden Staubsauger, Musik von der Stereoanlage …) und tönst dabei. Hör dir an, wie die Stimme sich verändert, wenn du sie gegen eine Wand oder in eine Ecke des Raumes richtest. Halte beide Hände mit den Handflächen vor das Gesicht, oder bilde einen Kanal mit ihnen vom Mund zu einem deiner Ohren.

Probiere aus, welche Technik dich deiner eigenen Stimme näher bringt, und setze sie immer ein, wenn du dich selbst besser hören willst.

Der Luftdruck

Bei jedem Menschen wird der Luftdruck über das Lungenvolumen (wie viel Luft er einatmet) und das Zwerchfell gesteuert. Dabei ist es wichtig, nicht zu tief einzuatmen. Die goldene Grundregel in jeder Form der Stimmarbeit lautet: »Mehr Klang mit weniger Luft.« Ich versuche also immer, den gleichen Klang mit noch weniger Luft zu erzeugen, wobei Lautstärke und Sound des Tones gleich bleiben.

Dies hat eine Optimierung der Stimme zur Folge: Ich kann mit weniger Luft mehr singen/sprechen – ohne Anstrengung.

Wenn z. B. durch falsche Atmung zu viel Luft durch die Stimmbänder möchte, bedeutet das Stress für die Stimmbänder. Sie haben dann zwei Möglichkeiten. Sie können die Luft durchlassen, sodass man den Luftanteil deutlich in der Stimme hört (Hauchen). Oder sie drücken sich muskulär zusammen und versuchen, die Luft zurückzuhalten. Dadurch entsteht ein »Pressgesang« oder das Schreien. Menschen, die z. B. »quäkig« klingen, sprechen oft mit einem Überdruck. Sowohl Hauchen als auch Pressen führt durch Überanstrengung zum Muskelkater der Stimmbänder, also zu Heiserkeit – und bei permanenter Überlastung sogar zu sogenannten Sängerknötchen.

Wie kommt der Luftdruck zustande? Ein neugeborenes Kind atmet ganz natürlich mit der Bauch-, der Lenden- und der Rückenmuskulatur. Die Ringmuskulatur dehnt sich beim Einatmen nach außen aus, um Raum für die Lunge und das Zwerchfell – das durch die Luft in den Lungen nach unten zusammengedrückt wird – zu schaffen. Diese Ringmuskulatur und das Zwerchfell helfen unseren Stimmbändern, weil der Luftfluss über sie exakt gesteuert werden kann, sodass der optimale Luftdruck und Durchfluss herrscht, um den jeweiligen Ton zu erzeugen. Je weiter sich die Muskeln öffnen und je weniger sich dadurch das Zwerchfell hebt, desto sanfter fließt die Luft zu den Stimmbändern. Wenn wir alle Muskeln loslassen, strömt die Luft einfach ungehindert hinaus.

Das Atmen können wir mit Übungen aus der Stimm-, Energie- und Atemarbeit trainieren. Eine einfache Übung für die Ringmuskulatur ist folgende:

Übungen: Luftdosierung durch Aktivierung der Ringmuskulatur

Fühle, wohin in deinem Körper die Luft beim Einatmen fließt. Ist es der Brustkorb, der anschwillt? Der Bauch? Oder beide? Drücke deine Hände wahlweise auf Bauch, Lenden oder Rücken, und atme genau in diese Bereiche ein, bis sie durch die Luft anschwellen. Aktiviere die Ringmuskulatur so, dass sie sich mit dem Einatmen gegen deine Hände drückt. (Es ist dieselbe Muskulatur, die wir benutzen, um unseren Darm zu entleeren. Nur drücken wir dann nach innen.) Nun lasse die Luft langsam und kontrolliert ausströmen, und versuche, die Spannung der Muskeln zu halten. Die Ringmuskulatur wird beim Ausatmen von selbst »zusammenfallen«, aber trainiere, diese Weite zu halten. Wenn du wie ein Hund hechelst, spürst du deine Ringmuskulatur besonders gut. Aus dem Hecheln heraus wirst du immer langsamer, bis du die Luft gezielt ein- und ausströmen lassen oder sogar anhalten kannst.

Um die Ringmuskulatur bewusst zu aktiveren, kannst du dich auch auf den Bauch legen und bewusst gegen den Boden atmen. Du drückst mit dem Einatmen den Bauch gegen den Boden und hältst diese Spannung der Bauchmuskeln beim Ausatmen bzw. beim Tönen. Das kannst du auch für den Rücken oder für die Lenden machen, indem du dich mit ihnen zum Boden hinlegst. Du wirst spüren, dass der Raum »Bauch – Lenden – Rücken« sich bei dir weitet.

Diese sogenannte Bauchatmung (auch gern als »Sängeratmung« bezeichnet) ist unsere natürliche Atmung. Auch die Brustatmung hat ihre Berechtigung in allen Bereichen, in denen es nicht darum geht, die Atmung zu dosieren, wie z. B. im Sport oder bei bestimmten Yoga-Atemtechniken. Allerdings sollte auch hier jeder auf seinen Körper und sein individuelles System hören. Beim Yoga haben wir beispielsweise die Erfahrung gemacht, dass unsere natürliche Atmung uns zu mehr Leistung und Wohlbefinden führt als die vorgegebene Technik. Bei allem gilt es immer, die eigene Wahrheit zu finden.

Stimme ist schwingender Atem

Bei einigen Menschen ist die Atmung nicht im Fluss. Sie halten den Atem an, wenn sie die Worte aus dem Mund lassen, und atmen erst danach vollständig aus. Das widerspricht jeder natürlichen Art, zu atmen und die Stimme zu benutzen. Die Stimme sollte immer unmittelbar an das Atmen gekoppelt sein, denn sie ist ja nichts anderes als schwingender Atem!

Übung: Stimme und Luft verbinden

Eine Aufwärm- und Korrekturübung für die Stimme ist die Ventiltechnik. Mit ihr kannst du die goldene Regel der Stimmarbeit »Mehr Klang – weniger Luft« gleich zu Anfang nutzen. Dazu produzierst du Stummlaute wie »sss« (Zunge hinter den oberen Schneidezähnen), »www« (obere Schneidezähne auf Unterlippe) oder presst die Lippen aufeinander. Es wird weniger Luft für den Ton verwendet, gleichzeitig geht der Klang nicht nach außen, sondern vor allem nach innen. Du wirst merken, dass du mit dieser Technik deutlich tiefer und höher singen kannst als mit geöffnetem Mund. Imitiere mit locker geschlossenem Mund ein Motorrad, und spüre, wie der Bauch aktiv nach innen und außen arbeitet und das Zwerchfell aktiviert wird.

Auf diese Weise kannst du jedes Lied zuerst im Inneren singen und so besonders hohe und tiefe Phrasen üben. Wenn du einen Ton nach außen bringen möchtest, kannst du nach einer Weile das Ventil intervallweise öffnen (z. B., indem du vom »www« zu einem »wawawa« wechselst). Die offene Phase wird allmählich immer länger, bis der Ton ganz herauskommt (»wawawaaawaaaaaa…«). Wenn du im Verlauf des Tages merkst, dass deine Stimme angespannt oder heiser ist, kannst du diese Technik auch als »Reparatur« benutzen. Die Stimme wird sich nach Kurzem entspannen.

Unserer Erfahrung nach sprechen diejenigen Menschen mit zu viel Luftdruck, die das Gefühl haben, sie müssten kämpfen, um »gehört« zu werden. Solche Überzeugungen sind oft Konditionierungen, die ihren Ursprung in der Kindheit haben. Beispielsweise wurde jemand als Kind zu Hause nie angehört, er musste seine Wünsche und Bedürfnisse »herunterschlucken« (um z. B. die depressiven Eltern nicht noch mehr zu belasten). Im weiteren Verlauf seines Lebens speichert er diese Erfahrung als gegebenen Zustand ab und verhält sich entsprechend.

All unsere Erfahrungen und Wunden sind im Stimmapparat hörbar. Wer also schnell heiser wird, ist aufgefordert, die Balance von Luft und Stimme einzupendeln, um die Stimme in ihr natürliches Potenzial zu führen und alte Wunden zu transformieren.

Dies ist gut über meditative, entspannende Übungen aus der Stimmhygiene (Logopädie) oder auch der Energiearbeit möglich. Wir arbeiten in der Regel mit einer Kombination aus all unseren Möglichkeiten – abgestimmt auf den Menschen, der vor uns steht.

Stimmbandschluss

Nach der Geburt funktionieren die Stimmbänder absolut ökonomisch. Ein Baby kann ohne Weiteres drei Tage hindurch mit enormer Lautstärke schreien, ohne dabei heiser zu werden. Das liegt daran, dass seine Stimmbänder (auch Stimmlippen genannt) durch einen perfekten Stimmschluss alle hindurchfließende Luft in Schwingung versetzen. Im Lauf der Sozialisation verlieren jedoch viele Menschen diese Gabe der kräftigen, obertonreichen Stimme. Die Kommunikation mittels der Stimme wird in »zivilisierten« Ländern mit leicht geöffneten Stimmlippen durchgeführt. Das Resultat ist ein sanfterer, mit Luftgeräuschen durchzogener Klang.

Übung: Geschlossene oder knatternde Stimm-bänder und der Unterton dazwischen

Schließe deine Stimmlippen so, dass keine Luft mehr hin-durchkann. Das machst du z. B., indem du dir vorstellst, du möchtest etwas sagen, es kommt aber kein Laut heraus. Oder denke daran, wie du auf der Toilette sitzt und den Druck mit der Stimme unterstützt. Dabei entsteht ein kurzes Geräusch, dem eine Stille und ein Anhalten des Atems folgen. Spüre jetzt den Luftdruck, der hinter den geschlossenen Stimmlip-pen anliegt. Lasse langsam etwas von dieser Luft durch die Stimmlippen blubbern, sodass ein hörbares Knattern ent-steht. Durch Dosierung der Luft kannst du das Knattern be-schleunigen und verlangsamen – bis zur Stille. Wie viel Luft ist nötig, damit das Knattern in einen Ton umschlägt? Trainiere den Übergang zwischen Knattern und Tönen, indem du im-mer wieder genau an der Grenze zwischen beidem verweilst, bis sich beide Stimmbandschwingungen zu einem Unterton verbinden. Die Stimme wirkt dann füllig und tief.

Die Schwingung läuft bei diesem Knattern durch die Stimmlip-pen nach oben. Beim Tönen verläuft die Schwingung längs zu den Stimmlippen. Wenn du beide Klänge miteinander verbinden kannst, schwingen sie sich im Oktavabstand – also im Verhältnis 1:2 – ein: Ein Knattern entspricht zwei Tön-Schwingungen. Das ist eine Art des leisen Untertongesangs, wie sie zum Beispiel auch ti-betische Mönche bei ihren Gebeten benutzen.

Wir nennen diese Art des Tönens *Minimalgesang,* weil sie den minimalen Durchfluss an Luft durch die geschlossenen Stimmlippen erfordert, um einen Unterton zu erzeugen. Ein wenig mehr Luft, und es entsteht ein reiner Ton. Andersherum kannst du jeden getönten Brustton auch durch Atemreduktion über diese Untertonschwelle ziehen.

Wenn du den Minimalgesang beherrschst, kannst du auch deinen Maximalgesang erforschen. Wie laut und obertonreich kann meine Stimme sein?

Übung: Die drei verschiedenen Stimmbandschlüsse – »How are you«

In der englischen Frage »How are you?« (dt.: »Wie geht es dir?«) sind alle drei Möglichkeiten enthalten, die Stimmbänder zu schließen. »How« wird mit einem hauchigen »H« angestoßen, die Luft ist hörbar. Beim »Are« ist die Luft kaum hörbar. Mit dem Vokal A (und allen anderen Vokalen) schließen wir die Stimmbänder direkt ohne ein »Anhauchen«. Der sogenannte Glottisschlag wird hörbar. Solch ein direkter Stimmbandschluss ist optimal für Menschen, die zu viel Luft durch die Stimmbänder blasen. Der dritte Stimmbandschluss beim »You« (gesprochen: ju) gleitet ganz sanft in den Vokal »U«. Probiere ganz langsam jedes Wort einzeln aus, und spüre die verschiedenen Möglichkeiten, die Stimmbänder zu nutzen. Welcher Stimmbandschluss fällt dir leicht? Und welcher verdient etwas mehr Zuwendung?

Tongebung –
verschiedene Anteile in uns

Die Tongebung hängt mit der Stellung des Kehlkopfes zusammen. Um diesen zu finden, legst du zwei Finger auf deinen Hals und schluckst. Dabei spürst du einen Knorpel, der sich auf- und abbewegt. Wenn der Kehlkopf unten steht – gesenkt ist –, ist der Sound deiner Stimme rund, und die tiefen Obertonfrequenzen sind hörbar. Wenn der Kehlkopf nach oben geht, werden die tiefen Bereiche abgeschnitten, und wir hören die hohen Obertöne. Das Erste kennen wir aus dem »Belcanto«, einer Kehlkopfstellung, die im klassischen Operngesang bevorzugt verwendet wird. Die zweite Stellung nehmen wir ein, wenn wir gedanklich in unser Kindergartenalter reisen und quengeln (»Ich will das aber nicht«, »Der hat viel mehr gekriegt als ich«). Im Pop- und Musicalgesang wird diese Art des Singens gern als »Character Voice« oder »Twang« bezeichnet.

Für uns sind diese beiden Einstellungen reine Übungseinheiten. Wir trainieren so die verschiedenen Muskeln, die mit dem Kehlkopf verbunden sind. Erst wenn alle Muskeln gleich stark sind, kann die Stimme frei wählen, welcher Sound zum jeweiligen Gefühl passt. Solange sie ungleich geübt sind, weichen wir auf die Möglichkeiten aus, die der Stimmapparat besser beherrscht. Wir bewegen uns in der Komfortzone.

Übung: Wechsel von Licht- und Kraftstimme: »Die Operndiva und das Kind«

Gehe in die Vorstellung einer alten, dicken Operndiva mit einer tief klingenden, sonoren Stimme. Stelle dir vor, dass du deine »innere Diva« in deinen ganzen Körper fließen lässt, in jede Zelle – vom Scheitel bis zur Sohle. Wie bewegt sich diese Diva? Wie lächelt sie? Benutze den Vokal »U« mit einem stummen »H« davor, und lasse die Operndiva dieses »Hu« ein paar Mal »lachen«.

Jetzt aktiviere dein »inneres Kind«. Stelle dir dazu einen Raum aus deiner Kindheit vor, in dem du gern gespielt hast. Das kann dein Kinderzimmer sein, ein Spielplatz oder der Kindergarten. Wenn du den Raum klar vor deinem inneren Auge siehst, töne den Laut »Nä«. Erinnerst du dich an das »Näänänänäänä«, mit dem du jemandem eine lange Nase gedreht hast? Die Stimme des Kindes klingt eher schrill – während die der Diva sehr weich klingt. Lasse die beiden nun im Wechsel erklingen.

Nimm eine oder mehrere Zeilen aus einem Lied, das dir spontan einfällt – und singe es einmal als Operndiva und einmal als Kind. Wenn du durch den Klang deiner Stimmer in das Jetzt zurückgeworfen wirst, fokussiere dich einen Moment lang wieder nur auf das Bild der Diva oder des Kindes, und erlaube deiner Stimme noch einmal ausdrücklich, ganz die Führung zu übernehmen. Du bist nur für das Gefühl zuständig.

Beobachte, welche Kehlkopfstellung dir leichter fällt – die der Diva oder die des Kindes. Trainiere diejenige, die dir schwerer fällt, ausgiebig.

Affirmation:
»Ich begrüße alle Anteile in mir. Ich lade euch ein, frei durch mich zu klingen.«

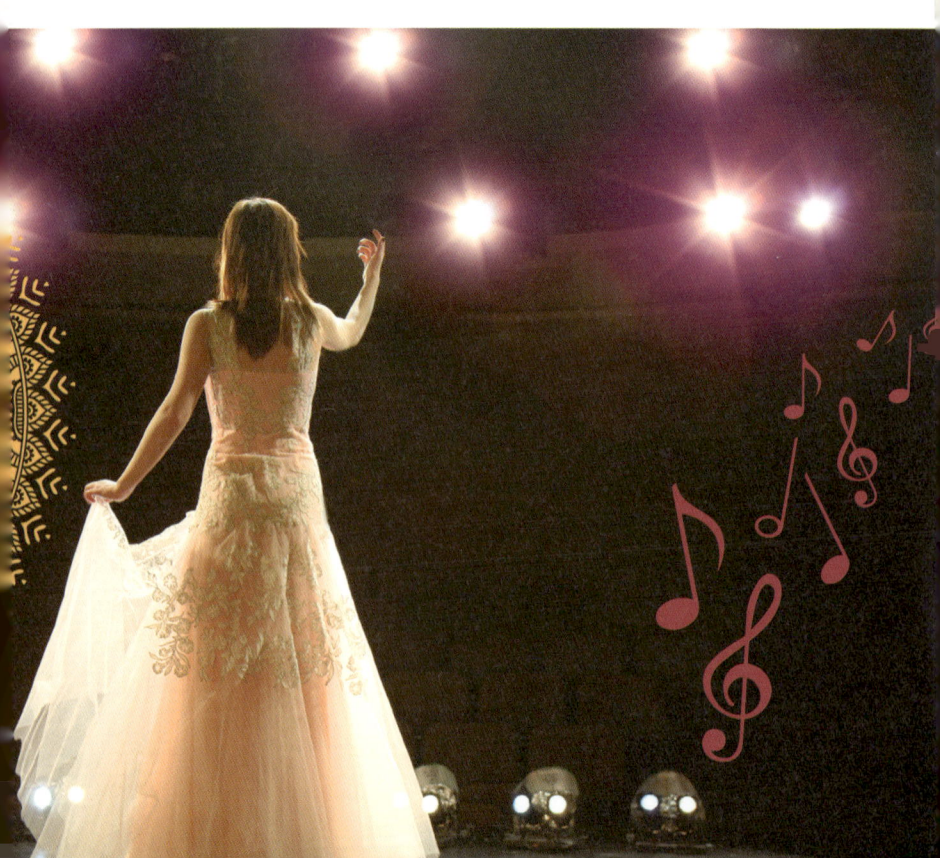

Warum fällt uns eine Stimme leichter und die andere schwerer? Generell haben Verletzungen verschiedener Anteile in uns dazu geführt, dass wir vermeiden, diese stimmlich auszudrücken. Wir haben »Wächter« aufgestellt, die uns im Stillen warnen: »Wenn du das tust, wirst du wieder verletzt.« Es kann das verspielte Kind oder die selbstverliebte Diva gewesen sein, die auf Ablehnung gestoßen ist. Die Angst, nicht geliebt zu werden, war unser Freund, der uns vor weiteren Verletzungen beschützen wollte. Je tiefer wir in die Stimm- und somit Lebensarbeit eintauchen, desto deutlicher spüren wir, dass es darum geht, den eigenen Weg zu gehen und das auch zum Ausdruck zu bringen.

Der Resonanzkasten Körper

Wir können uns den Körper wie den Resonanzkasten eines Streichinstrumentes vorstellen. Als leeres Gefäß wartet er nur darauf, dass die Saiten des Instrumentes zu schwingen beginnen, um den Klang in jeder Zelle vibrieren zu lassen. Die Lautstärke eines Tones hängt davon ab, wie frei wir in unserem Körper sind. Je leerer unser Gefäß ist, desto freier und lauter schwingt der Ton in uns und aus uns heraus. Die Vorstellung, die Stimme käme nur aus dem Mund, ist irrig. In Wahrheit singen und sprechen wir nicht nur mit unserem Stimmapparat, sondern mit dem ganzen Körper.
Wir lassen den Körper bei jeder Übung frei. Wir laden ihn ein, ein freies Wesen zu sein, das selbst entscheiden darf, wann und wie es

sich bewegen möchte. Den Unterschied zu erkennen, wann der Kopf unseren Körper steuert und wann der Körper wirklich die Führung übernimmt, erfordert immer wieder ein Hinspüren und Trainieren. Jedes Mal, wenn wir (leise oder laut) aussprechen, dass unser Körper die Führung übernehmen darf, wird diese Information in unserem System abgespeichert. Irgendwann gewöhnen wir uns an diese natürliche Einstellung. In dem Moment, in dem der Körper sich selbst überlassen ist, wird er durch sanfte Bewegungen jeden Ton so unterstützen, dass er optimal im Körper schwingen kann. So wird mit möglichst wenig Kraftaufwand die Basis für einen lauten, präsenten Ton geschaffen.

Warum ein freier Körper wichtig ist

Der Körper hat ein eigenes Gedächtnis. In unseren Zellen haben wir nicht nur unsere Erbinformation, sondern auch alle Erfahrungen und Verletzungen aus diesem Leben abgespeichert. Jede scheinbar noch so unwichtige Erinnerung – positiv wie negativ – ist irgendwo in unserem Körper hinterlegt. Nicht losgelassene Erinnerungen werden in unserem Körper zu Störungen oder Blockaden, und ein »unfreier« Körper wird im Laufe der Jahre krank. Spätestens dann sind wir aufgefordert, unseren Körper frei zu machen (durch Singen, Massieren, Tanzen …). Bei vielen Menschen zeigen sich »Störungen« in den Händen durch einen »Handtick« oder deutlich sichtbare Verspannungen oder Verkrampfungen: geballte Fäuste, krampfende Finger, Zucken in bestimmten Fingern. So, wie wir dem Stimmapparat seine verschiedenen Möglichkeiten zeigen und diese trainieren, dürfen wir den Körper immer wieder von Verspannungen befreien und reinigen.

»Es war total interessant zu sehen, dass viele Leute einen ›Handtick‹ hatten. Einige knubbelten an ihren Fingern herum oder krallten die Hände zusammen, wenn sie an der Reihe waren, die Worte ›Ich sag Ja‹ vor der Gruppe an ihren Partner zu senden. Man konnte tatsächlich ihre innerliche Spannung im Körper sehen. Dem wurde nun Abhilfe geschaffen, indem wir alle die offenen Handinnenflächen entspannt zum Partner hinhielten. Diese Handhaltung trainierten wir uns für die restlichen Tage an. Denn damit bekommt man ein noch offeneres Gefühl dem Partner (und der Gruppe) gegenüber. Und da wir uns alle von der ersten Sekunde an irgendwie ›sicher‹ fühlten, war es für niemanden ein Problem, die Hände (und somit die innere Haltung) ganz zu öffnen.«

Erfahrungsbericht einer Teilnehmerin

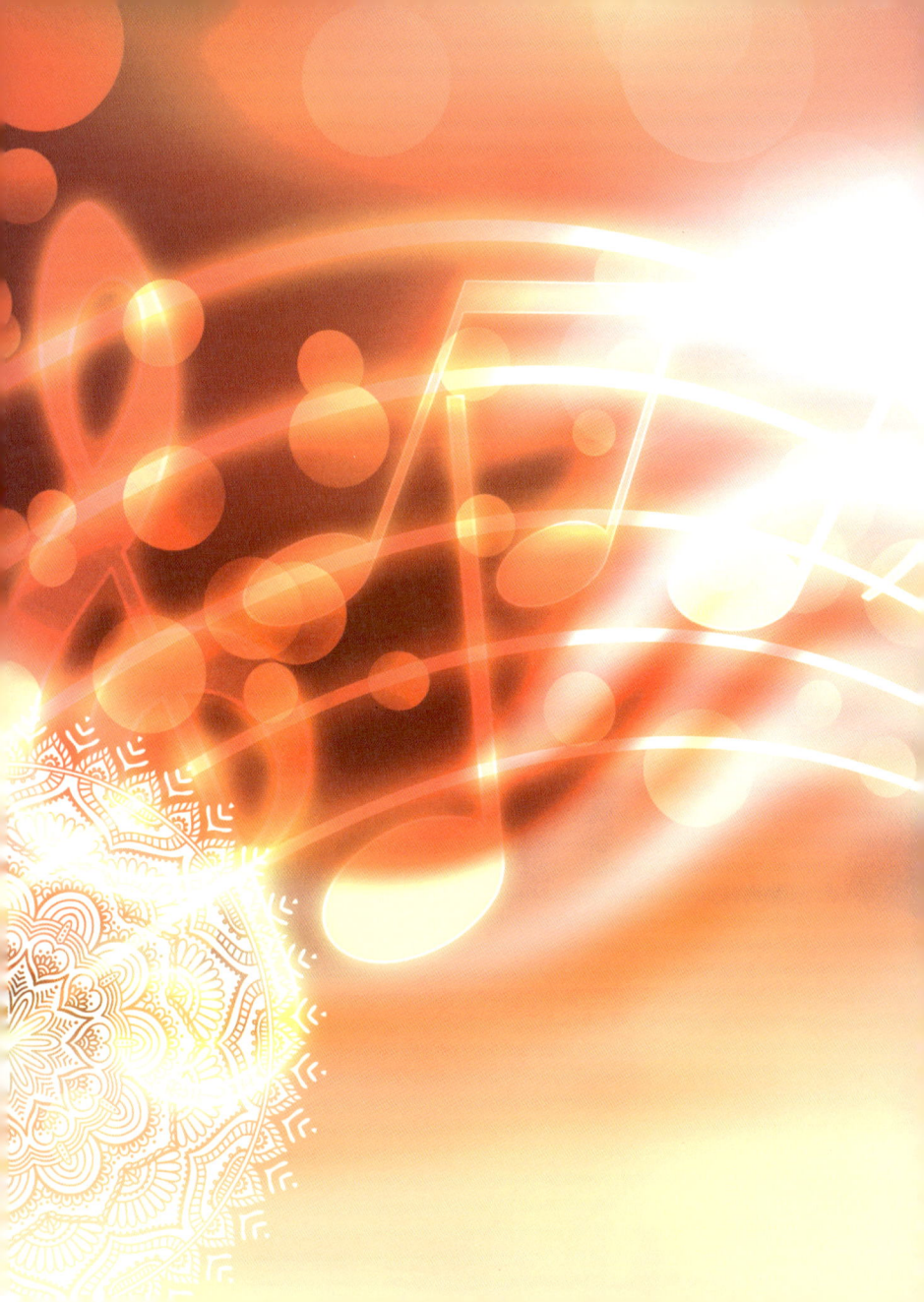

Der Weg zu deiner Herzensstimme

Um seinen Mitmenschen auf einer tieferen Gesprächsebene begegnen zu können, ist es notwendig, die Kommunikation mit dem eigenen Herzen zu beherrschen. Es gibt Momente im Leben, in denen wir automatisch mit unserem Herzen in Kontakt sind. Warum können wir in einem Moment der freudigen Überraschung hoch und laut quietschen – ohne Anstrengung? Warum können wir in einem Moment der Panik kreischen, ohne dass unsere Stimme wehtut? Weil wir in diesen Momenten das Gefühl SIND. Wir denken nicht, sondern sind Freude, sind Angst. In solchen Augenblicken sprechen Körper, Herz und Stimme eine Sprache.

Körper und Stimme übersetzen einen Bewusstseinszustand, ein Gefühl. Wir denken nicht länger darüber nach, zu singen, wir SIND der Klang. Wir denken nicht darüber nach, zu sprechen, wir SIND das Wort.

Um festzustellen, ob du bereits dein volles Stimmpotenzial (und somit auch dein volles Lebenspotenzial) nutzt, brauchst du dich nur zu fragen: Lebe ich wirklich immer das, was ich fühle? Traue ich mich, immer ich selbst zu sein und mich mitzuteilen? Unserer Meinung nach gibt es nur wenige Menschen, die tatsächlich immer und unmittelbar ihrer inneren Stimme folgen. Für uns ist diese

Art, zu leben und sich auszudrücken, eine Lebenseinstellung. In jeder Situation hat man die Chance, den Weg der Herzkommunikation zu wählen. Auch wir trainieren in jedem Moment aufs Neue die Harmonie von Stimme, Gefühl und Körper – im Klang, in der Kommunikation und im Miteinandersein.

Die Herzensstimme

Das Instrument »Herzensstimme« besteht – wie eine Geige – aus einem Resonanzkasten (Körper), den Saiten, die gestimmt werden (Stimme/Stimmbänder), und dem Bewusstsein/Gefühl/der inneren Stimme, die diese wie der Bogen in Schwingung versetzt.

In der Musik sprechen wir davon, ein Instrument zu »stimmen«. In der »BeSTIMMung« unseres ureigenen Instruments, der Herzensstimme, schulen wir nicht nur den äußeren Ausdruck durch Stimmarbeit und Körperarbeit, sondern auch unsere inneren Sinne. So wird im Laufe des Trainings auch die eigene Bestimmung – im Sinne von Berufung – fühl- und lebbar.

Je nachdem, was wir für Interessen und Begabungen haben, sind die einen vertrauter mit der physischen Stimme, die anderen mit dem Körper oder mit der inneren Stimme. Alle drei Mitspieler sind wichtig in diesem Team und haben ihre Kompetenzen und Aufgaben. Dabei darf der Mitspieler, der am »schwächsten« ist, am Anfang die größte Zuwendung erhalten.

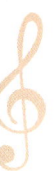

Die drei Schritte zur Herzkommunikation

Step 1: Das Urtonkästchen – Zentrierung

Es gilt nicht nur, den Atem in der Vertikalen frei durch dich und deinen Körper strömen zu lassen, sondern auch, das, was über die Stimme ausgedrückt werden möchte, ins Außen zu bringen. Der erste Schritt ist, sich über die Vorstellungskraft mit seinem individuellen »Urtonkästchen« zu verbinden. Es geht noch nicht darum, mit einem Gegenüber in Resonanz zu treten, sondern ganz BEI DIR zu sein. Dabei darfst du dich nicht von dem Klang deiner eigenen Stimme ablenken lassen (»Ist das der richtige Ton?«, »Wie klingt denn meine Stimme?«). Am leichtesten fällt das mit geschlossenen Augen.

Bevor wir in das Zusammenspiel von Körper, Stimme und Herz eintauchen, müssen wir lernen, wieder unsere innere Stimme zu hören. Um diese zu aktivieren, ist deine Vorstellungskraft gefragt. Wenn es dir anfangs nicht so gut gelingen sollte, gib nicht gleich auf! Wir alle haben die Fähigkeit, zu träumen. Vielleicht erinnerst du dich noch, wie leicht dir das als Kind gefallen ist.

Mit jeder bewussten Aktivierung deines »Urtonkästchens« wird sich dein Unterbewusstsein an die Fähigkeit des Visualisierens und Manifestierens erinnern und stärker werden. Hier gilt – wie in jedem anderen Training auch: Je mehr wir üben, desto besser werden wir.

Übung: Der Weg zu deiner inneren Stimme – das »Urtonkästchen«

Schließe, wenn du willst, die Augen. Stelle dir vor, wie kleine, feine Lichtwurzeln sich ihren Weg aus deinen Fußsohlen in die Erde bahnen. Freudig wie Kinder drehen sie ihre Spiralen in den Boden, als würden sie miteinander tanzen. Vielleicht haben diese Lichtwurzeln eine bestimmte Farbe? Eine bestimme Oberflächenbeschaffenheit? Einen feinen Duft? Die Lichtwurzeln entwickeln sich immer schneller. Sie wachsen durch verschiedene Grundwasserschichten, Erdschichten, Lavaschichten, Lichtschichten … Vertraue den Bildern, die du siehst. Allmählich werden die Lichtwurzeln langsamer. Sie spüren, dass sie schon fast angekommen sind. Ganz tief in Mutter Erde siehst du nun eine helle Lichtquelle. Und je näher du ihr kommst, desto klarer siehst du es: dein »Urtonkästchen«. Es enthält den Klang, der dein Wesen unmittelbar ausdrückt, unverändert von Erfahrungen und Konditionierungen. Urtöne sind weder »richtig« noch »falsch«, weder »schön« noch »hässlich«, sie SIND einfach – und das in jedem Moment neu. Du spürst, dass du deinem eigenen Ausdruck vollkommen vertrauen kannst, wenn du die Töne aus diesem Kästchen kommen lässt.

Für die einen ist es eine Schatztruhe, für andere ein goldenes Samenkorn oder eine Kristallhöhle – für jeden sieht das Urtonkästchen anders aus, und das Bild kann sich täglich wandeln. Wenn du bei deinem Urtonkästchen angelangt bist, stelle dir

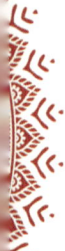

vor, wie sich die Lichtwurzeln an ihm »andocken« wie ein Stecker in der Steckdose. Jeder Atemzug findet seinen Weg aus den Tiefen des Urtonkästchens über die Lichtwurzeln zurück in deinen Resonanzkasten Körper. Atme mit leicht geöffnetem Mund aus. So zeigst du deine Bereitschaft, alles, was aus dem Urtonkästchen gesagt, gesungen oder geatmet werden möchte, auch auszudrücken. Du machst im wahrsten Sinne des Wortes »den Mund auf«. Nimm noch 5–10 Atemzüge, um die Verbindung zwischen Urtonkästchen, Körper und Stimme in deinen Körperzellen abzuspeichern.

Übung: Erste Verbindung von innerer Stimme, Stimmapparat und Körper

Du richtest dein Bewusstsein nun auf deinen Körper und spürst, wie er mit jedem Atemzug ausgefüllt wird – vielleicht mit einem Kribbeln oder einem Gefühl. Erinnere deine Stimme daran, dass sie ein eigenes Wesen ist und dieses Gefühl frei in Ton, Geräusch oder Lied übersetzen darf.

Das muss nicht bedeuten, dass sie jede Ausatmung in ein Geräusch verwandeln möchte. Es geht nur darum, die Verbindung von Urtonkästchen, Körper und physischer Stimme zu trainieren. Fokussiere dich nur auf dein Gefühl, und trainiere, ganz bei dir zu bleiben. Wenn du bemerkst, dass du die Töne, die deine Stimme produziert, bewerten möchtest (also deinen Fokus auf das »Hören« legst) oder etwas aus dem Kopf heraus machen möchtest, halte einen Moment inne. Fokussiere dich erneut auf das Bild des Urtonkästchens, und probiere es dann noch einmal.

Auch wenn die Überwindung am Anfang groß sein mag: Erinnere dich daran, dass jeder »unschöne Ton« – ob Kratzen, Grunzen oder sonstiges Geräusch – nicht nur erlaubt, sondern sogar erwünscht ist!

»Meine Hände hatten von Anfang an ein gewisses Eigenleben, das Angela jedoch nicht als Tick einordnete. Meine Finger waren ganz offen und weich. Und meine Hand machte eine – für mein Gefühl ganz automatische – fließende Bewegung mit. Als würde sie meine Töne sanft anschieben wollen. Hier erklärte Angela der Gruppe, dass der Körper, wenn man ihn freilässt, die Stimme von ganz allein unterstützt.«

Erfahrungsbericht einer Seminarteilnehmerin

Wenn Körper, Technik UND Gefühl übereinstimmen, gibt es keine Töne, die man nicht singen kann.

Step 2: Die Herzensstimme – Urtonkästchen, Körper und Stimme verbinden

Ganz sanft, wie auf einer Welle, wird der Atem in den Raum gegeben (später das Wort und der Ton). Über die Horizontale gehst du in die Kommunikation. Sie ist die »Atemrutsche«, auf der jedes Wort, jeder Ton, jeder Atem ins Hier und Jetzt gelangt. Wichtig ist, dabei immer in der bildhaften Vorstellung und so im authentischen Gefühl zu bleiben. Körper und Stimme übernehmen im Optimalfall die Führung. Wir finden die Mitte zwischen der vertikalen und der horizontalen Ebene und balancieren sie aus.

Übung: Urtonkästchen, Körper und Stimme verbinden – »Murmeln tönen«

Stelle dir vor, wie mit dem Einatmen eine farbige Murmel (oder Perle, Energieball) aus deinem Urtonkästchen über die Lichtwurzeln in deinen Körper aufsteigt. Sobald sie im Körper ankommt, dehnt sich die Kugel aus. Du wirst ausgefüllt von der Energie und der Information, die sie trägt. Nun stelle dir vor, wie die Murmel über deine Ausatmung in den Raum gleitet. Du kannst vor deinem inneren Auge sehen, wie sie deinen Mund verlässt. Beobachte, wie sie auf dem Atem in den Raum schwebt und sich dort vergrößert, ihre Farbe sich ergießt in jede Ecke, jeden Winkel des Raumes. Du fühlst, wie »es« dich singt. Du bist frei von muskulärer Anstrengung in der Stimme oder im Körper.

Im Weiteren stellst du dir vor, dass der Ton nicht nur durch deinen Mund ins Außen gelangt, sondern aus jeder Zelle deines Körpers strömt. Unterstütze diese Öffnung deines Körpers, indem du ihn bittest, die Handinnenflächen nach außen zu wenden, als würdest du etwas hergeben – symbolisch für die Offenheit des gesamten Körpers. Atme mehrmals eine Murmel aus dem Urtonkästchen in den Körper und aus dem Mund hinaus, und verweile so lange bei einer Farbe, bis die nächste »erscheint«. Welche Farben die Murmeln haben und warum, ist unwichtig. Je öfter du diese Art der Energiearbeit machst, desto klarer wird dir werden, was welche Farbe für dich bedeutet. Doch das kann bei jedem Menschen anders sein.

Beende die Übung, indem du darum bittest, diese Verbindung für den ganzen Tag (oder einen Zeitraum, der für dich stimmig ist) herzustellen.

Oftmals entsprechen die Farben, die unser Verstand für »schön« und «sanft« hält, überhaupt nicht dem Ton, der dazu passt. So kann es sein, dass eine rosa Murmel zu einem lauten Schrei wird oder zu einem Knattern.

Jeder dieser Töne kommt aus dem Jetzt. Daher kann die Stimme z. B. für eine rosa Murmel im einen Moment einen weichen Ton wählen, und mit dem nächsten Atemzug folgt ein Krächzen. Alles ist möglich – beim Tönen sind wir frei von allen Erwartungen.

Übung: Urtonkästchen, Körper und Stimme verbinden – »Emotionen tönen«

Anstatt der Murmeln nimmst du nun eine Emotion deiner Wahl. Wut, Angst, Hass, Trauer, Liebe, Dankbarkeit, Frieden etc. – jedes Gefühl ist richtig. Stelle dir vor, wie du diese Emotion aus dem Urtonkästchen in deinen Körper einsaugst und die Energie dich bis in jede Zelle ausfüllt. Erst, wenn du sie im gesamten Körper spürst, atmest du noch einmal tief ein und lässt sie dann durch den geöffneten Mund ausströmen. Ob sie auf einem stillen Atem oder einem Ton hinausgleitet, entscheidet nur die Stimme.

Mit allen bisherigen Übungen trainieren wir, uns zu öffnen. Das, was uns daran gehindert hat, unseren vollen Selbstausdruck zu leben, wird harmonisiert und umgewandelt. Die Aktivierung deiner Urkraft geht nicht von heute auf morgen. Es kommt immer darauf an, in welchem Ausmaß es dir zum jetzigen Zeitpunkt möglich ist, dein volles Potenzial und deine Herzenswünsche zu leben.

Step 3: Herzkommunikation

Um dein Gegenüber zu berühren, erlaubst du dem Ton zu schwingen. Stelle dir vor, dass er vorn aus dir herausfließt und im Kreis wieder zu dir zurückströmt. In der Zirkulation erfüllen die Schallwellen den Raum und berühren uns auf allen Ebenen. Es geht nicht darum, es dem anderen recht zu machen, sondern, dich für den Bewusstseinszustand des Gegenübers zu öffnen.

Nun hast du bereits die »Herzensstimme« kennengelernt und bist in die verschiedenen Bereiche eingetaucht – innere Stimme, äußere Stimme, Körper. Von der Herzensstimme geht es nun in die Herzenskommunikation. Anstatt auf einer »Kopf-zu-Kopf-Ebene« begegnen wir einander auf einer »Herz-zu-Herz-Ebene«. Wir kommunizieren nicht länger, weil wir jemanden überzeugen wollen, was im Grunde aus dem Bedürfnis heraus geschieht, geliebt zu werden oder Macht auszuüben, sondern, weil wir gar nicht mehr anders können, als uns bedingungs- und absichtslos zu zeigen. Ein Da-Sein und Ausdrücken unserer eigenen Bilder, Wahrheiten und Erfahrungen kann nur aus unserem Zentrum heraus geschehen, indem wir also bei uns selbst sind und in uns ruhen.

Wie fühlt sich das an? Es gibt nichts zu tun. Ich bin im Frieden mit allem, was um mich herum passiert, und voller Dankbarkeit. Und alles, was ich sage oder tue, geschieht absichtslos. *Absichtsloses Handeln* ist übrigens die Definition von *Spielen*. Nimm also das Gefühl des Spielens mit in die Herzkommunikation von Mensch zu

Mensch – für mehr Leichtigkeit, Herzlichkeit, Wahrhaftigkeit und Menschlichkeit im Miteinander.

Übung: Herzkommunikation – »Töne schenken«

Stelle dich hin, und suche dir einen Gegenstand aus. Das kann ein Stuhl sein oder eine Pflanze – wo immer es deinen Blick zuerst hinzieht. Dieses Objekt wird jetzt zu deinem Gesprächspartner. Dein Blick ist auf dein »Gegenüber« gerichtet, während du das Urtonkästchen visualisierst. Diese Bewusstseinssplittung kann am Anfang etwas schwerfallen. Sollte es dir nicht sofort gelingen, beides gleichzeitig zu sehen, dann rufe das Bild des Urtonkästchens noch einmal mit geschlossenen Augen auf. Ist es stabil, öffne die Augen, und fokussiere dein Bewusstsein auf das Gefühl, das jetzt in deinem Körper entsteht. Es ist das Resonanzfeld, das aus dir und deinem Gegenüber entsteht. Das beginnst du nun, in Töne zu übersetzen. Es spielt für diese Übung keine Rolle, ob du ein gutes oder ein schlechtes Gefühl deinem Partner gegenüber hast – es geht nur darum, zu erleben, wie es ist, ein Gefühl echt und ohne Scham vor einem anderen auszudrücken. Schenke deinem »Partner« einen oder mehrere Töne.

Beobachte dabei deinen Körper. Beugt er sich nach vorn? Oder schafft er es, stabil in seiner Mitte ruhen zu bleiben? Du unterstützt die Anbindung an dein Urtonkästchen, wenn du deinem Körper sagst, dass er stabil stehen bleiben darf.

Übung: Variante für Fortgeschrittene

Bitte im Weiteren den Körper aktiv um Mithilfe. Dazu »beschreibst« du mit den Armen den Weg des Tones mit. Anfangs hängen die Arme locker an den Seiten herunter. Dann holen sie den Ton aus der Erde, tragen ihn durch den Körper hindurch zum Mund und aus diesem hinaus. Im Raum breitet sich der Ton aus. Strecke die Arme erst nach vorn, und lasse sie dann seitlich um dich herum und zurück in die Ausgangsposition gleiten. Diese Bewegung kann wie »Trockenschwimmen« aussehen, doch jeder Körper hat seinen eigenen Ausdruck. Achte darauf, dass Stimme und Atem mit deinen Gesten gekoppelt sind. Atmest du wirklich dann aus, wenn deine Hände auf Mundhöhe sind und sich nach vorn ausstrecken? Wie lange fließt der Atem? Kann er in Ruhe vollständig ausströmen, oder hältst du ihn irgendwo an?

Wer Probleme bei der Kommunikation mit anderen Menschen hat, hat oft auch eine »verfälschte« Atmung. Der Atem fließt nicht natürlich. Einige Menschen sprechen gern mit zu viel Atem, dann klingt ihre Stimme hauchig. Diese Menschen »überblasen«. Andere Menschen halten den Atem an, wenn sie die Wörter aus dem Mund lassen, und atmen erst danach die Luft aus. Das ist eine völlig unnatürliche Art, die Stimme zu benutzen. Diese ist immer unmittelbar an den Atem gekoppelt.

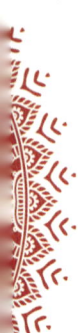

Welche Übung für wen die richtige ist, hängt immer von der Person, ihrer Geschichte und auch der Tagesform ab. Hier ist Feingefühl gefragt, denn die einen sind leichter über den Ton, die anderen über das Wort zu erreichen. Wem es schwerfällt, Töne zu schenken, für den haben wir zwei Übungen, in denen stattdessen Worte oder die Seelensprache für das Übersetzen eines Gefühls verwendet werden.

Übung: »Die Seelensprache« – Befreiung von Worten

Die Seelensprache ist eine Sprache, die aus deinem Herzen kommt. Laute, Vokale, Konsonanten, weit und getragen, kurz und spitz – hier gelten nicht die üblichen Begrenzungen durch eine Sprache. Du befreist dich von den dir bekannten Wörtern, erlaubst dem Mund aber, zu artikulieren. Zur Aktivierung der Lippen presst du diese leicht aufeinander und beginnst, Luft zwischen ihnen hindurchzublasen – wie ein Kind, das ein Motorrad nachahmt.

Du gehst nun genau so vor wie beim »Töneschenken«. Verbinde dich mit einem Kommunikationspartner (beim Menschen durch Blickkontakt), und visualisiere gleichzeitig das Urtonkästchen. Sobald du in Resonanz mit deinem Gegenüber bist, ein Gefühl für es hast, beginnst du einfach, zu »plappern«. Die Sprache ist für deinen Verstand unbekannt, wir nennen sie die »Seelensprache«. Kinder haben oft große Freude daran, Fantasie-»Russisch«, -»Italienisch« oder eine sonstige Sprache zu sprechen. Die Erinnerung an unsere Kindergartenzeit, in der wir nach Lust und Laune in anderen Sprachen gesprochen haben, hilft uns, wieder einen Zugang zu unserer Seelensprache zu finden.

Alle, die gern mit Sprache arbeiten, können mit folgender Übung die Herzkommunikation trainieren.

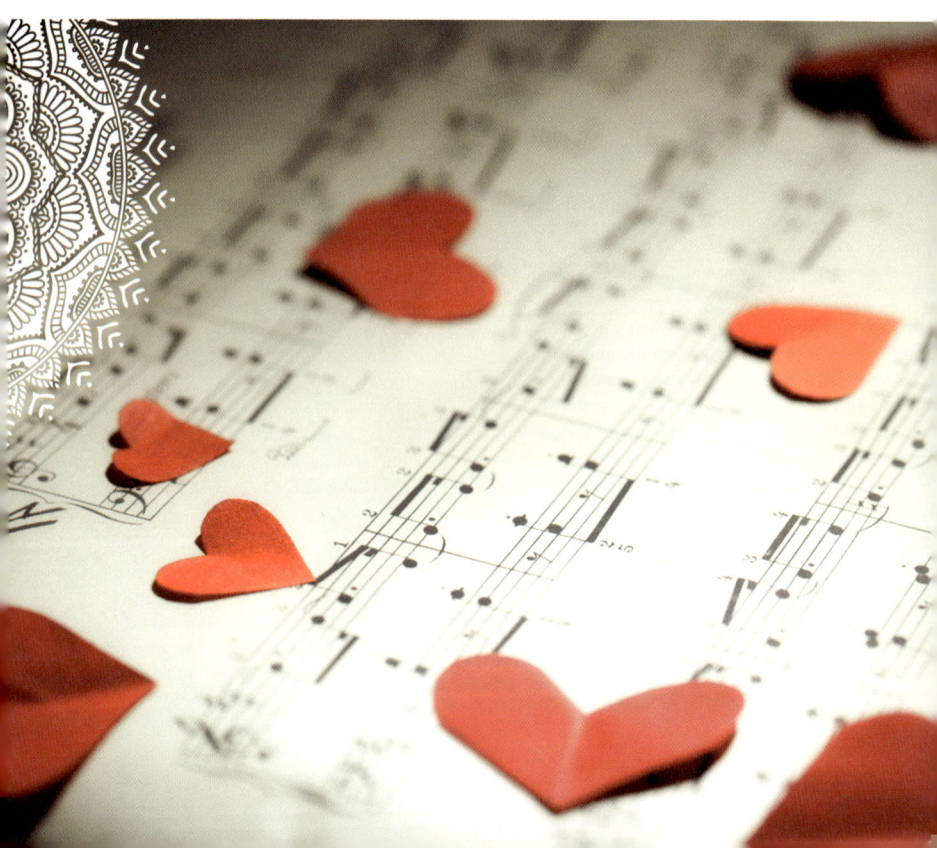

Übung: Herzkommunikation – »Ich sag Ja«

Auch diese Übung funktioniert im Prinzip wie das »Töneschenken«. Verbinde dich mit einem Kommunikationspartner (beim Menschen durch Blickkontakt), und visualisiere gleichzeitig das Urtonkästchen. Sobald du eine Resonanz mit deinem Gegenüber fühlst, lenkst du dein Bewusstsein auf das Urtonkästchen. Dort siehst du eine weiße Fahne. Auf dieser sind klar und deutlich die Worte »Ich sag Ja« zu lesen. Stelle dir vor, du atmest diese Fahne in deinen Körper herein. Sie fliegt mit dem Einatmen in den Körper und mit dem Ausatmen zum Mund hinaus – zu deinem Kommunikationspartner. Atme diese Fahne dreimal wortlos aus. Nimm dann die Stimme hinzu, und lasse sie das »Ich sag Ja« sprechen. Sobald du diese Worte hörst, lenkst du dein Bewusstsein ganz auf den Schriftzug. Das Hören tritt in den Hintergrund. Dein Fokus liegt auf dem Fühlen der Herzkommunikation. Wie fühlt es sich an, wenn du deine Stimme hörst und gleichzeitig spürst? Wo spürst du die Worte, wenn du dein Bewusstsein auf ein Bild lenkst? Fühlt es sich überhaupt noch nach Sprechen an? Einige berichten von einem Gefühl, »gesprochen zu werden«. Es ist nämlich keinerlei Anstrengung spürbar, weder geistig noch körperlich.

Am Anfang kann es vorkommen, dass Atem und Sprache nicht zusammen schwingen. Du hältst vielleicht zuerst deinen Atem an, bevor du das »Ich sag Ja« aussprichst. Das kann an der Konzentration, der Nervosität … liegen. Bei allen Übungen geht es darum, in völliger Natürlichkeit zu sprechen und zu singen. Das ist viel einfacher, als wir es uns oft vorstellen. Wir müssen nicht mehr tun, in keinen »Übungsmodus« gehen. Voraussetzungen sind nur Entspannung, Langsamkeit und Ruhe – und der Fokus auf unser INNEN.

»Wir übten, das Urtonkästchen zu sehen und gleichzeitig Blickkontakt zu unserem Partner herzustellen. Die Ersten lachten – auch das war erlaubt, und die Stimmung wurde locker. Meine Partnerin war eine junge, flippige Frau. Ich mochte sie sofort, und es fiel leicht, ihr gegenüber offen zu bleiben. Wir hielten den Augenkontakt, und es wurde im Wechsel ein ›Ich sag Ja‹ an den Partner kommuniziert. Dabei ließen wir uns Zeit. Zuerst wurden die Worte nur visualisiert – aus dem Urtonkästchen, in den Körper, auf die Atemrutsche, zu meiner Partnerin hin. Wenn wir das Bild klar hatten, durften wir beginnen, den Satz zu sprechen – ohne uns selbst zuzuhören. Das war gar nicht so einfach, denn die Stimme hat es ja an sich, dass sie im ›Außen‹ klingt. Hier im ›Innen‹ zu bleiben, ist anfangs die Herausforderung.«

Erfahrungsbericht einer Teilnehmerin

Übung: »Ich sag Ja« –
Variante für Fortgeschrittene

Jetzt bittest du wieder den Körper um aktive Mithilfe. Du »malst« mit den Armen den Weg des Banners aus der Erde, in den Körper, aus dem Mund zu deinem Gegenüber und in den Raum. Wichtig ist, dass du am Ende der Übung die Arme nicht am Körper hältst, denn auf diese Weise hältst du den Klang, den Ton oder die Energie in dir fest. Wir möchten aber gerade den Dialog mit deinem Gegenüber trainieren. Also sage deinem Körper, dass die Hände in Bewegung und auf deinen Partner gerichtet bleiben sollen, bis die letzte Atemluft aus dir hinausgeströmt ist. Achte bewusst darauf, dass Stimme und Atem gekoppelt sind. Atmest du genau in dem Moment aus, wenn deine Hände die Lippen verlassen und die Arme sich nach vorn strecken? Wie lange fließt der Atem? Kann er in Ruhe vollständig ausströmen, oder brichst du ihn vorher ab? Was machen deine Hände und Arme? Fällt es dir leicht, sie bis zum Ende des Atemzuges weiter und weiter zu öffnen? Oder kommst du dir doof dabei vor? Es kann durchaus sein, dass diese Offenheit dir anfangs unangenehm oder fremd ist. Beobachten und Erkennen sind der erste Schritt zum Bewusstsein.

Die 3-Punkte-Regel

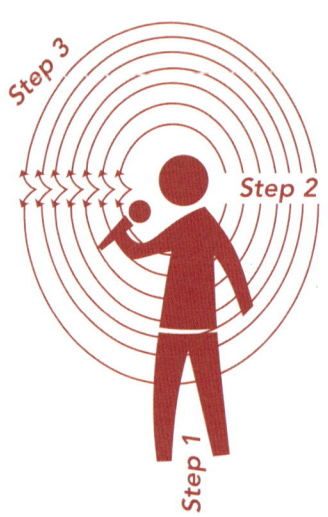

Step 3

Step 2

Step 1

Das Zusammenspiel von Körper, Geist und Seele ermöglicht uns ein schnelles inneres und äußeres – hörbares – Wachstum, weil wir unsere inneren Sinne schärfen und trainieren und diese gleichzeitig mit unseren Ausdrucksmitteln im äußeren Alltag verbinden. Wir kombinieren also einerseits Seelen- und andererseits Körper- und Stimmarbeit.

Ein balanciertes und natürliches Zusammenspiel von Körper, Stimme und innerer Stimme nennen wir die »Herzensstimme«. Diesen harmonischen Zustand des vollen Stimmpotenzials herzustellen, bedeutet, sich von Störungen und negativen Glaubensmustern zu befreien. Dann kommen unsere eigentlichen Talente und Möglichkeiten zum Vorschein, neu gewonnene Erkenntnisse und Fähigkeiten werden über den Klang der Stimme im Körpergedächtnis abgespeichert. Wir bauen mit der Stimme eine Brücke zwischen Unterbewusstsein und Wachbewusstsein, über die wir unser volles Potenzial im ganz alltäglichen Leben abrufen können. Mit jedem Nutzen der Stimme wird es in die Körperzellen eingeschwungen, bis es dort dauerhaft gespeichert ist.

Im Alltag haben wir bestimmt alle schon einmal erlebt, dass wir uns von einer anderen Person völlig haben mitreißen lassen. Natürlich hängt das auch von unserer Begeisterungsfähigkeit ab. Wir sind dann hin und weg von einer Idee, die sie uns vorgestellt hat. Doch wenn wir zu Hause ankommen, völlig frei von fremden Schwingungen, ist die Idee auf einmal gar nicht mehr so toll, wie sie eben noch schien. Warum ist das so?

Je nachdem, wie gut wir bereits darin sind, »bei uns zu bleiben« – egal, was im Außen passiert –, gelingt es uns in einem Gespräch mehr oder weniger gut, an unser Urtonkästchen angedockt zu bleiben. Ohne diesen Kontakt »fallen« wir in den anderen und seine Wahrheit hinein und vergessen dabei unsere eigene. Beobachte dich einmal in einem ganz normalen Alltagsgespräch. Wann lehnst du dich körperlich zu deinem Gegenüber vor? Und was passiert in diesem Moment mit der Anbindung an deine innere Stimme? Ruhst du noch in dir?

Wenn wir unseren Blick auf solche einfachen Dinge schulen, bemerken wir immer früher, wann wir unserem Bauchgefühl folgen und wann wir uns für das Außen verbiegen. Um zu lernen, in der Herzkommunikation ganz bei dir zu bleiben und dich nicht in dem anderen zu verlieren, enthalten die 3 Schritte zur Herzkommunikation sehr wertvolle Übungen.

Herzkommunikation im Alltag

Für viele Menschen ist die alltägliche Kommunikation die schwerste. Hier befinden wir uns in einem Feld der Projektionen. Wir haben in der Vergangenheit Erfahrungen mit anderen Menschen, also in der Kommunikation, gemacht, die Wunden hinterlassen haben. Das hatte zur Folge, dass wir uns von der wahren Herzkommunikation wegentwickelt und auf eine oberflächliche oder sogar unechte Ebene der Kommunikation begeben haben. Diese findet von Kopf zu Kopf, von Wunde zu Wunde statt. Das gilt nicht nur für die verbale Kommunikation, sondern auch für die körperliche. Tiefe in Körperkontakt oder Gespräch ist anfangs für die meisten Menschen fast schon peinlich berührend. Auf unseren Seminaren und Konzerten liegen wir uns zur Begrüßung mehrere Minuten herzlich in den Armen – kein oberflächliches Drücken, sondern eine tiefe Umarmung des Gegenübers, bei der man einander wirklich spürt. Liebe hat Zeit.

Um diese Herzkommunikation wieder zu lernen, gibt es wundervolle Übungen, die du in Gruppen machen kannst, zu zweit oder sogar im Alltag mit einer Person, die nichts davon weiß.

Übung: Herzkommunikation im Alltag – das Urtonkästchen im Gespräch

Wenn du dich in einem ganz normalen Gespräch befindest, schaue doch einmal, was passiert, wenn du deinem Gegenüber in die Augen schaust und dich gleichzeitig an das Urtonkästchen andockst. Verweile zunächst in der Stille, und werde ganz entspannt und präsent. Es kann passieren, dass du auf einmal gar nichts mehr zu sagen hast, etwa in einer oberflächlichen oder einseitigen Kommunikation. Dann darfst du trainieren, diese Stille – in der die Seelen zweifelsohne miteinander sprechen – auszuhalten … und zu genießen.

Nichts wird mehr sein wie vorher!

Wir haben die Erfahrung gemacht, dass das Gegenüber sofort eine Veränderung spürt. Deine Zentrierung, deine Wachheit, Offenheit und Präsenz können anfangs ungewohnt für andere sein – gerade, wenn sie dich ganz anders »abgespeichert« hatten. Dann gib ihnen die Zeit, sich an dein neues, echtes Ich zu gewöhnen. Vielleicht stellst du dir auch die Frage, welches Ich jemand bisher von dir kannte, welche Seite du ihm gezeigt hast. War diese vielleicht nur ein kleiner Teil von dir? Einer, der aus einer Verletzung heraus entstanden ist und der dir gar nicht mehr dienlich ist? Und bist du bereit, dich deinem Gegenüber ganz echt zu zeigen mit allem, was gerade da sein möchte? Das hängt natürlich in erster Linie von dir selbst und weniger vom Gegenüber ab: Kann ich mich mit all meinen Teilen annehmen? Kann ich diese zeigen? Sie sprechen lassen?

Sei bei der Kommunikation nicht zu kritisch mit dir selbst. Die eigene Herzensstimme (also die Verbindung innere Stimme – äußere Stimme – Körper) und die Herzkommunikation (also die Entwicklung Präsentsein – Herzensstimme – Herzkommunikation) immer und überall anzuwenden, darf seine Zeit brauchen. Die Beschäftigung mit der Stimme geht so tief, dass sie uns manchmal wie ein unendlicher See ohne Grund vorkommt. Doch die Arbeit mit ihr ist wundervoll leicht und effektiv, die Ergebnisse sind im Außen deutlich erkennbar, hörbar, spürbar. Mit jedem Atemzug, jedem Tönen, jedem Lied, jedem Gespräch (ob mit mir selbst oder einem Gegenüber) speichert sich mein Urpotenzial in meinen Körperzellen ab. So schwinge ich mir selbst – von innen nach außen – mein volles Potenzial in mein Bewusstsein. Und darum bin ich hier: um meine Bestimmung zu leben!

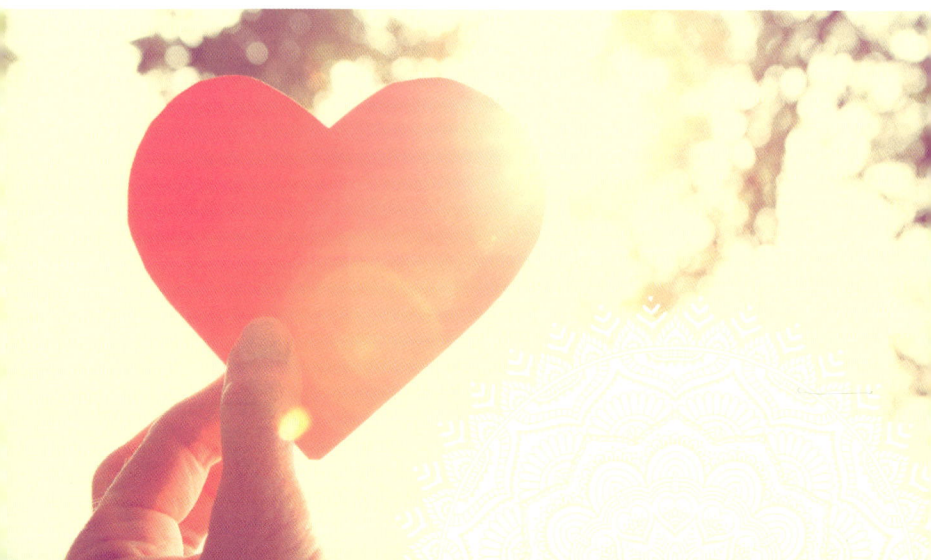

Warum berühren wir, wenn wir »echt« sind?

Weil es genau darum geht in diesem Spiel des Lebens: alle Konditionierungen abzulegen und selbstbeSTIMMt herauszufinden, was meine eigene Wahrheit ist. Dann können Wunden heilen, und man handelt nicht länger aus Angst oder Vorsicht heraus, sondern tut, was einem tatsächlich Freude bereitet.

Wenn wir einem Menschen begegnen, der seiner Bestimmung folgt, geht von ihm eine Magie aus. Uns fällt das Leuchten in seinen Augen auf. Er fasziniert uns, zieht uns an – denn wir werden daran erinnert, wie es ist, »echt« zu sein. Gleichzeitig werden wir mit unserem eigenen »Unechtsein« konfrontiert. Je häufiger wir solchen authentischen Menschen begegnen, desto mehr trauen wir uns selbst, unserer eigenen Wahrheit zu folgen. Wir entwickeln zunehmend den Mut, durch unsere alte Angst hindurchzugehen. Dann stellen wir fest, dass es nur ein kleiner Teil in uns ist, der uns davor warnen will, unserer Bestimmung zu folgen. Es ist der Teil, der abgelehnt worden ist, weil er »echt« war.

Meist rühren Konditionierungen und Traumata, die uns an der Herzkommunikation hindern, aus dem Kindesalter: Wir sprechen noch frei aus, was wir denken, und werden auf einmal zum Stillsein ermahnt, werden gehänselt. Wir fühlen uns von den Eltern verlassen. Also schlussfolgern wir: Wir sind nicht gut, wie wir sind. Und wir verstellen uns.

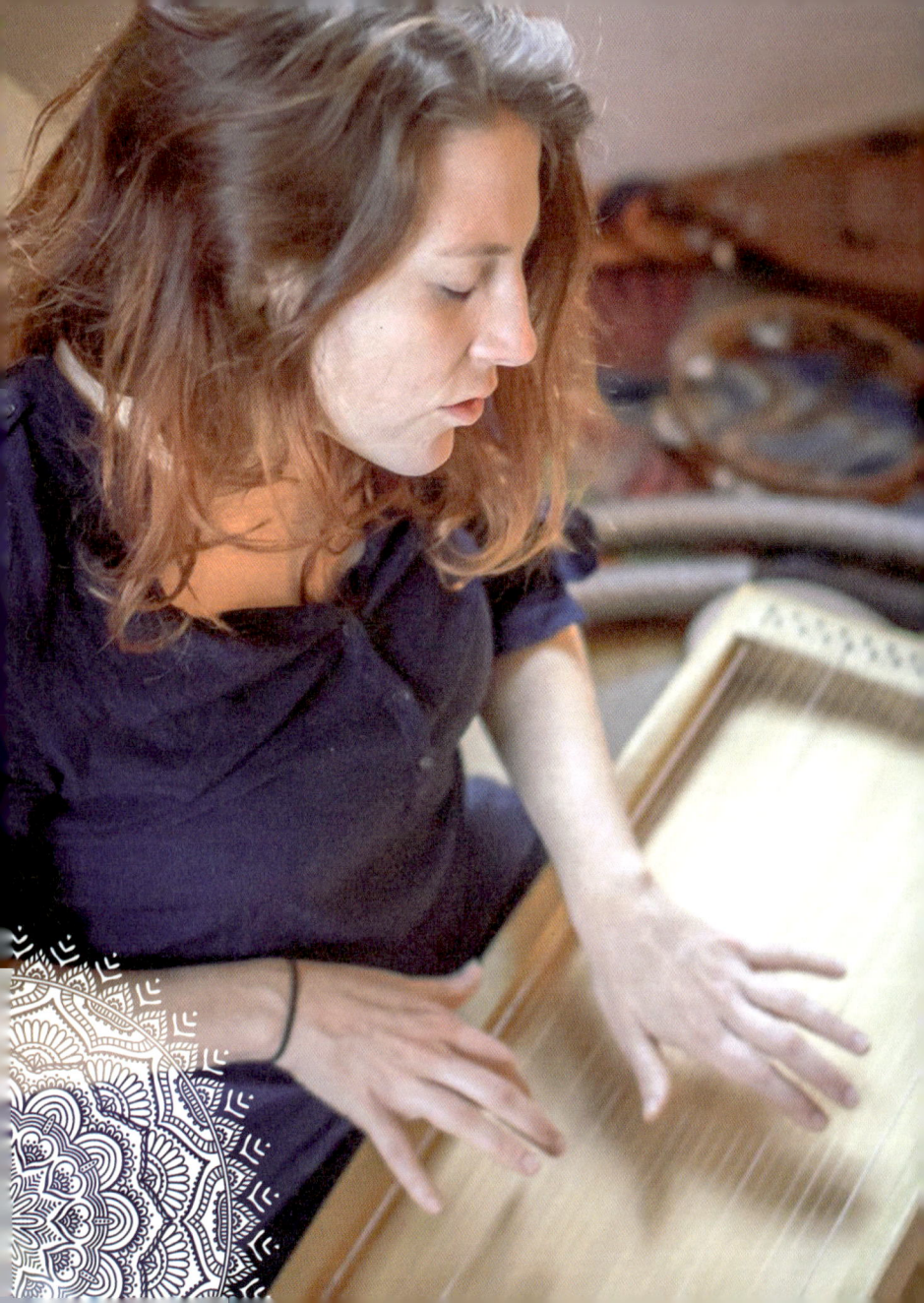

Unsere Werkzeuge für Stimme und Heilung

Das Zusammenspiel von Licht- und Kraftstimme

Eine Stimme, die in Balance zwischen Licht- und Kraftstimme schwingt, kann leise erklingen – ist aber zugleich in einem großen Raum (mit oder ohne Publikum) ohne Verstärkung hörbar. Genauso kann sie laut werden, ohne dass dabei der Stimmapparat strapaziert oder geschädigt wird. Es kommt immer auf das richtige Zusammenspiel aller Muskeln an.

Ein Tänzer beispielsweise trainiert jahrelang im Detail die verschiedenen Muskeln seines Körpers. Das Ergebnis ist eine perfekte Körperbeherrschung, ohne dabei viel Kraft aufzuwenden. Durch das harmonische Zusammenspiel aller Muskeln – insbesondere der Tiefenmuskulatur – werden wesentlich größere Kräfte freigesetzt, als wir sie mit der Oberflächenmuskulatur erreichen können. Das ist direkt auf die Stimme übertragbar. Das Training eines Tänzers wird nicht nur im Tanz auf der Bühne sichtbar, sondern auch im Alltag. Man sagt Tänzern oft nach, dass sie eine viel gesündere, aufrechtere Haltung haben als andere. So ist es auch mit Menschen, die sich ihrer Stimmfunktionen bewusst sind – sie werden eine völlig neue Kommunikation im Alltag erfahren.

Lichtstimme

Wir alle kennen die Lichtstimme. Wer einmal einem Kind ein Märchen erzählt hat, weiß, was damit gemeint ist. Die meisten Menschen entscheiden nicht bewusst: »Ich wähle jetzt die Lichtstimme.« Unsere Stimme entscheidet es für uns. Wir spüren unbewusst, welche Tonlage jetzt »passend« ist, und lassen unsere Stimme unser Gefühl übersetzen. Oder denke daran, wie du ein Kind beruhigst, das gerade gestürzt ist. Wenn uns die großen, weinenden Kinderaugen ansehen, SIND wir Gefühl, sind wir Liebe. (Im Optimalfall – wenn Körper, Stimme und innere Stimme wieder eine Sprache sprechen – SIND wir immer das, was wir gerade sagen oder singen.)

»Lichtstimme« ist ein von uns gewählter Begriff für einen weichen, luftigen Stimmmodus. In den »Gender Dynamics« (Geschlechterlehre) würde man diese Stimme wohl dem »weiblichen Prinzip« zuordnen (das in Frau und Mann angelegt ist). Mit ihm werden Eigenschaften wie Gefühl, Herz, Intuition und die Ausrichtung ins Innen assoziiert.

In Sängerkreisen spricht man von einer Mezza-voce-Technik (»halbe Stimme«). Das heißt, dass ein großer Anteil der Luft ungenutzt an den Stimmbändern vorbeigeht. Dies wird dadurch erreicht, dass die Stimmbänder weiter geöffnet sind als nötig. Wir hören dementsprechend die ungenutzte Luft als Hauchgeräusch.

In diesem Stimmmodus produzieren wir so gut wie keine Obertöne (Mehr zu den Obertönen und ihrer Wirkung ab Seite 82). Die

Obertöne transportieren jedoch unsere Persönlichkeit. Deswegen können wir einen Menschen auch an der Stimme erkennen, selbst wenn zwei Sänger gleichzeitig denselben Ton singen. Folglich »verschwindet« unser menschlicher Charakter annähernd, wenn wir mit der Lichtstimme sprechen oder singen.

Das kann in manchen Situationen angenehm sein. Somit fallen nämlich alle Konditionierungen (die Lebensgeschichte) und Befindlichkeiten (Tagesform, Sorgen etc.) des Sprechers weg. Und der Klang seiner Stimme trägt uns ganz in unser eigenes Sein. Diese Art des Sprechens wird gern in Meditationen, Hypnosesitzungen oder auch in der Psychologie verwendet.
Die Entspannung, die die Lichtstimme bewirkt, kann so tief gehen, dass wir während einer Meditation oder einer Gutenachtgeschichte einschlafen.

Warum ist das so? Die Sprachmelodie und vor allem die Obertöne transportieren feinste Informationen über die eigenen Gedanken, Emotionen und Erfahrungen des Sprechers, die direkt mit unserem Unterbewusstsein in Resonanz gehen. Wenn er diese nun »verschleiert«, müssen wir nicht reagieren, wie wir das im Alltag ständig tun.

Sprechen oder singen wir in der Lichtstimme, bauen wir ein Feld der Ruhe und der Entspannung auf. Wir erschaffen so einen unendlich weiten Raum des Ankommens, der Heilung, des Getragen- und Behütetseins. Unser Gegenüber hat dadurch die Möglichkeit, loszulassen, fühlt sich beschützt und geborgen – wie in »Mutters Armen«.

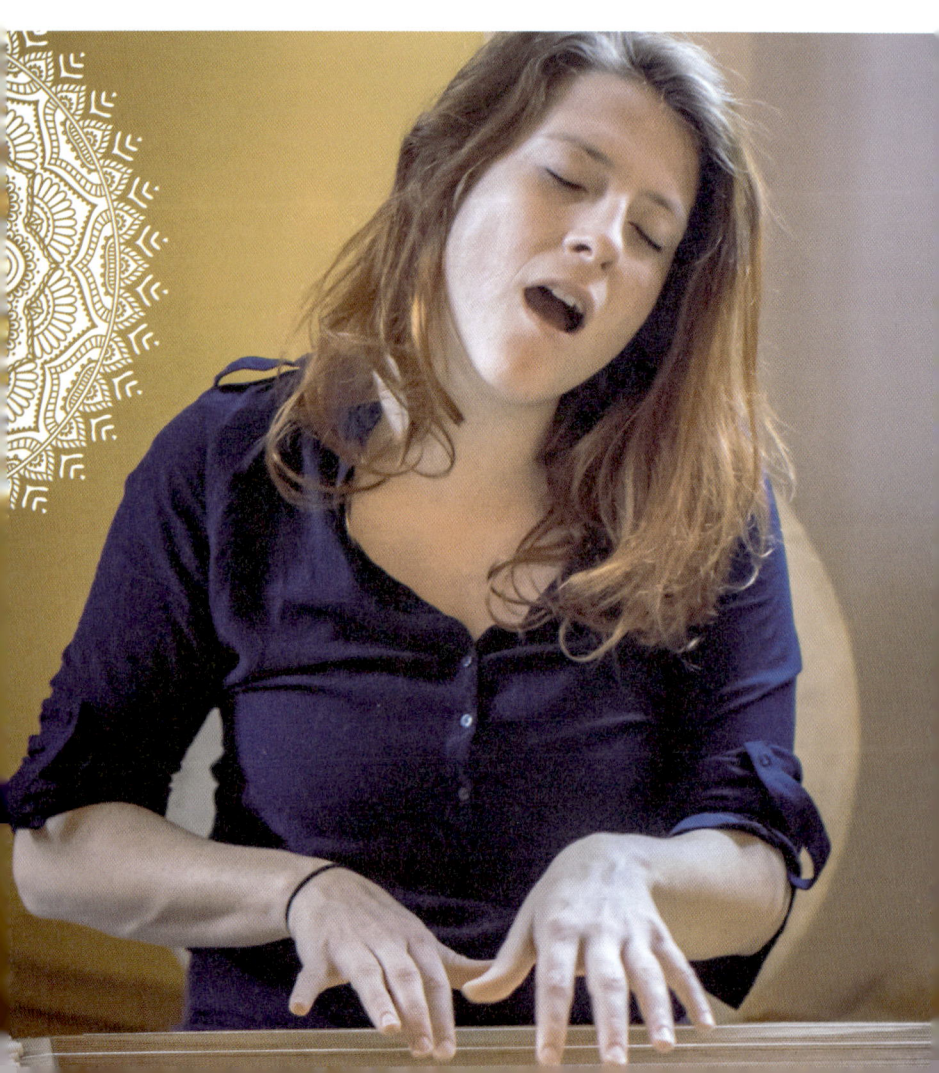

Unnatürlicher oder »fälschlicher« Gebrauch der Lichtstimme

Nicht immer ist es das natürliche Gefühl, das die Stimme in den Lichtmodus wechseln lässt. Konditionierungen oder das bewusste Anstreben von Klangidealen können zu einer unnatürlichen Nutzung der Lichtstimme führen. Auf die Dauer schadet der Einsatz dieses Modus jedoch der Stimme.

Kinder werden zum Beispiel in unserem Kulturkreis früh ermahnt, leiser zu reden. Eine starke und laute Stimme erregt leicht Anstoß. Selbst ein ungezwungenes Lachen oder ein Freudenschrei wird leicht als rücksichtslos empfunden und getadelt. Wir werden angehalten, uns kleiner zu machen, als wir sind. Das hindert viele Menschen an der Entfaltung ihrer Stimme und ihrer Persönlichkeit. Sie glauben aufgrund der Kindheitserfahrung, sich nicht zeigen zu dürfen. Gehen wir nur ein bisschen weiter in den Süden, zum Beispiel nach Italien oder Spanien, sieht das schon ganz anders aus. In diesen Ländern sind die Lautstärke und das ungezwungene Durcheinandersprechen ganz normal. Die Menschen lassen sich dort von anderen nicht so leicht beirren. Bin ich bei mir, kann es um mich herum laut sein – es wird mich dennoch nicht in meiner Ausrichtung ändern.

Kraftstimme

Wer mit der Kraftstimme spricht, wird gehört. In der Öffentlichkeit empfinden wir eine reine Kraftstimme als unangenehm. Orientieren wir uns wieder an der Geschlechterlehre, würde die Kraftstimme wohl dem »männlichen Prinzip« (das in Mann und Frau angelegt ist) zugeordnet werden. Ihm werden die Eigenschaften Klarheit, Struktur, Zielstrebigkeit, Kraft und Ausrichtung nach außen gutgeschrieben. Die Kraftstimme ist, wie bereits im Kapitel »Tongebung« erwähnt, der Kinderstimme ähnlich.

In Sängerkreisen trainieren wir einen Teil der Kraftstimme über den »Twang«, das »Belting« oder »Speech-Level-Singing«. Für uns gehört zur Kraftstimme aber noch mehr dazu: zum einen die »Schattenstimmen« (also alles, was nicht zum klassischen Gesang gehört: Untertöne, Grunzen, Schreien, Räuspern …), zum anderen die Obertöne.

Sobald der Körper – und nicht der Verstand – die Kontrolle über unsere Stimme übernimmt, wird oft die Kraftstimme aktiviert. Das ist zum Beispiel beim Lachen, beim Weinen, wenn wir uns erschrecken oder bei körperlicher Anstrengung der Fall.

Kinder nutzen in der Regel so lange die »Kraftstimme«, bis sie von den Erwachsenen aufgefordert werden, »nicht so zu schreien«. Die Obertöne sind das, was uns an Kinderstimmen oft »grell« oder »hoch« erscheint. Wer mit dem männlichen Anteil in sich noch nicht im Reinen ist, dem werden obertonreiche Stimmen schnell zu viel.

Die Scheu, die eigene Kraftstimme zu benutzen, kommt nicht von ungefähr und ist weit verbreitet. Laut einer Studie am Mozarteum Salzburg hatte jeder dritte Mensch ein traumatisches Erlebnis mit einem Musiklehrer. Dieses erzeugte Angst in Bezug auf die eigene Stimme. Daraus entsteht die Konditionierung in unserem Unterbewusstsein, dass wir uns nicht ausdrücken dürfen, weil wir nicht gut sind, wie wir sind. Eine ängstliche Stimme erkennt man daran, dass sie sich nicht zeigt: Sie ist leise, kraftlos und versucht, sich zu verstecken. Im Verlauf unseres Lebens nehmen wir die Obertöne allmählich aus unserer Stimme heraus. Wir verstellen uns und kopieren (unbewusst) Stimmklänge und -farben von Menschen, die uns – oder den Menschen, die wir lieben – gefallen.

Um zu prüfen, wie frei du in deiner Kraftstimme bist, stelle dich einmal mitten in eine Gruppe schreiender Kinder, und beobachte dich. Kannst du entspannt bleiben? Oder brodelt es irgendwann in dir, und du möchtest dagegen anschreien, den Kindern den Mund verbieten – wie man es vielleicht früher mit dir gemacht hat? Dann probiere einmal Folgendes aus:

Lasse die Stimmen ohne Widerstand durch deinen Körper wandern. Stelle dir vor, dass ihre Frequenzen dich durchspülen und dabei befreien und heilen. Alle unangenehmen Gefühle nimmst du in bedingungsloser Liebe an, denn alle bislang gemachten Erfahrungen gehören zu dir, und du bist absolut richtig, wie du jetzt bist. Oder: Schreie dich frei! Nicht gegen die Kinder, sondern mit ihnen – für dich. Erfahre, wie befreiend es ist, einen obertonreichen Schrei mit der Lebensfreude eines Kindes herauszulassen. Du kannst darauf vertrauen, dass diesmal keiner kommt und dich dafür tadelt, dass du dich ausdrückst. Und wenn das doch geschieht, weil andere Menschen dadurch mit ihren Themen konfrontiert werden, sei dir bewusst, dass du sie mit deinen Frequenzen heilen kannst, wenn sie dazu bereit sind.

Tatsächlich kannst du die Kraftstimme bis hin zum Schreien kultivieren. Für Anfänger ist dabei aber Vorsicht geboten, weil bei zu großer Anstrengung die Stimmlippen verletzt werden können. Ein gutes Beispiel für kultivierte Kraftstimmen ist der 1987 gegründete finnische Männerchor Mieskuoro Huutajat (www.huutajat.org), der die Besonderheit aufweist, dass seine Mitglieder nicht im klassischen Sinne singen, sondern überwiegend rufen, schreien, brüllen und laut sprechen. Sie sind professionelle Sänger, die das Schreien gelernt haben. Auch Rocksänger, die wochenlange Touren ohne Heiserkeit überstehen, sind ein gutes Beispiel dafür, dass sich die Kraftstimme trainieren lässt. Bei vielen Naturvölkern können wir ganz natürliche, ursprüngliche Kraftstimmen hören. Ihr Schreien beruht aber nicht nur auf physischer Kraft, sondern vor allem auf Techniken, die verschiedenste Geräusche aus dem gesamten Stimmapparat locken. Dazu werden ein verengter Hals, die Glottis sowie die Stimmtaschen und -falten verwendet. Wenn du damit experimentieren möchtest, achte immer auf deine körperlichen Gefühle! Es sollte nicht wehtun. Deine Stimme zeigt dir, was gerade geht und was nicht.

Im Alltag benutzen wir die Kraftstimme beispielsweise, wenn wir jemandem etwas über eine stark befahrene Straße hinweg zurufen möchten. Oder wenn wir erschrecken, weil uns ein Tier, das uns ängstigt oder ekelt, nahe kommt. Stelle dir doch einmal eine große, haarige Vogelspinne vor, die aus dem Nichts in dein Gesicht springt. Wenn du dabei den Körper und die Stimme freilässt, wird deine Stimme wie von selbst den Kraftstimmmodus für einen natürlichen Schrei wählen, der alles andere als anstrengend für sie ist. Das kommt daher, dass der Körper in diesem Moment die Stimme optimal unterstützt: Der Ton schwingt dann in unserem gesamten Körper, die Resonanzräume sind offen, und wir spüren den Schrei in jeder Zelle.

Nutzen wir die Kraftstimme auf natürliche Art und Weise, ist es uns möglich, stundenlang zu schreien, ohne einen Muskelkater in der Stimme zu bekommen. Babys können das ohne den geringsten Kraftaufwand, weil Körper, Gefühl und Stimme bei ihnen noch eine Sprache sprechen. Eine gute Möglichkeit, die Kraftstimme im Körper zu spüren, ist, sich dabei zu bewegen.

Stelle dir vor, du machst Kampfsport. Jeder Kung-Fu-Schlag in die Luft wird mit intensiven Lauten wie »Ha«, »Ho«, »Ja«, »Äh« usw. begleitet.

Schieße Plosivlaute wie »Ta«, »Pa«, »To«, »Ki«, »Tu« usw. auf Gegenstände im Raum, während du mit dem Arm darauf zielst.

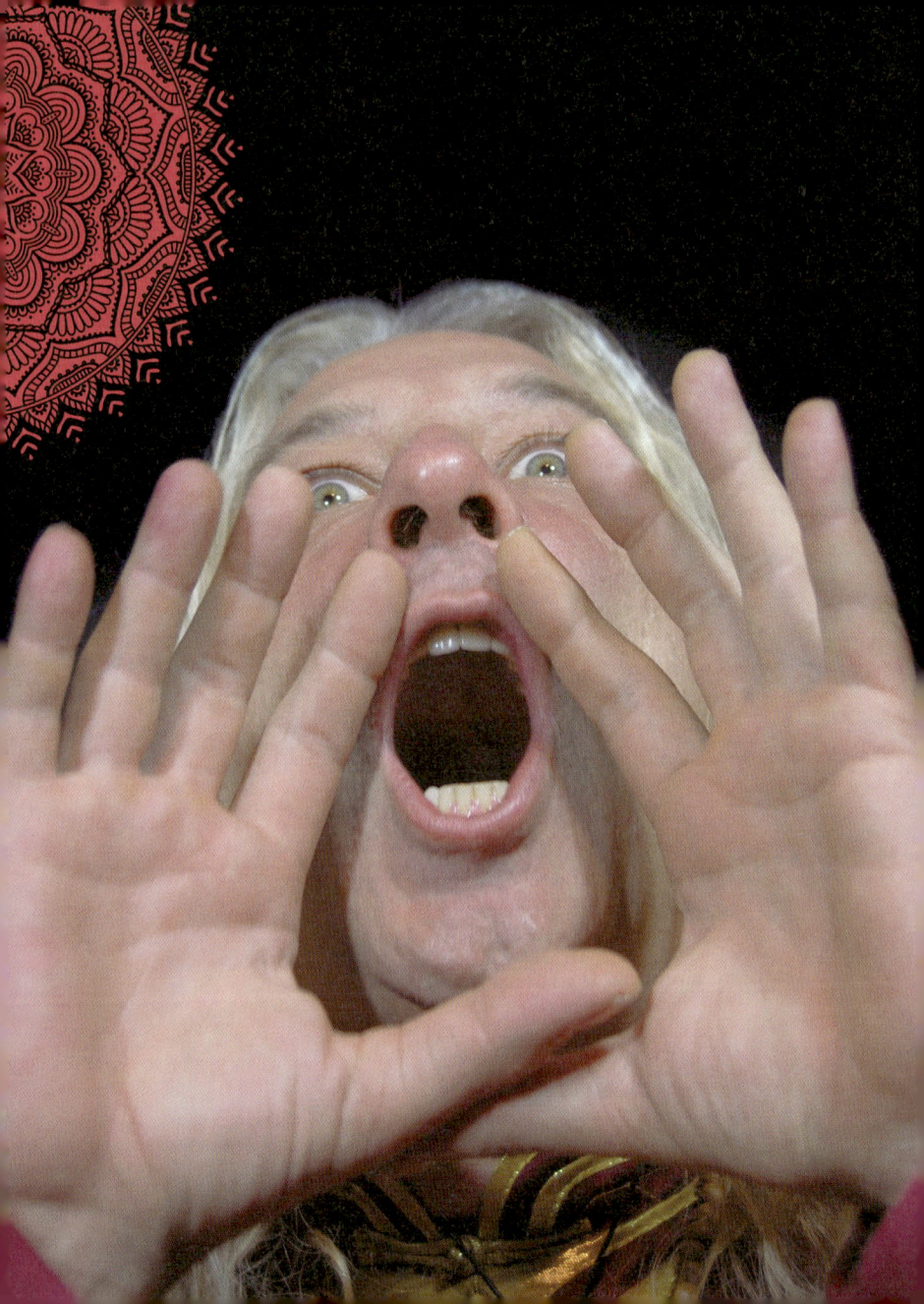

Unnatürlicher oder »fälschlicher« Gebrauch der Kraftstimme

Es gibt Menschen, die obertonreiche Stimmen haben – denen aber jegliches Gefühl fehlt. Die Stimme klingt dann oft »abgeschnitten«. Beim Zuhörer entsteht das Gefühl, dass die Stimme nicht im Körper schwingt, sondern im Hals stecken bleibt. Sie ist vom Körper getrennt. Menschen, die die Kraftstimme rein muskulär erzeugen, werden schnell heiser. Die Stimme kann dann sogar langzeitliche Schäden wie Sängerknötchen aufweisen.

»Gehört werden wollen« oder »sich beweisen müssen« können Gründe für eine überzogene Nutzung der Kraftstimme sein. Bei einem »gesunden« Stimmapparat geht es immer darum, Licht- und Kraftstimme in Balance zu bringen und ihn für beide Möglichkeiten gleich stark zu machen. Umso mehr Freiheit hat unsere Stimme.

Obertöne

Alle bisher beschriebenen Arten des Stimmgebrauchs haben – bei aller Verschiedenheit – eines gemeinsam: Die Stimme wandert in ihrem Tonumfang hin und her und produziert so Melodien. Musik beginnt für uns eigentlich erst dann, wenn mindestens zwei Töne miteinander in Beziehung treten. Es gibt jedoch Sänger, die nur einen einzigen Ton singen! Zunächst ist da ein einzelner, anhaltender Ton einer menschlichen Stimme – nicht gerade sehr interessant, eher monoton, und er passt in keine Schublade unserer musikalischen Erfahrung. Doch plötzlich leuchtet aus dieser Stimme ein flötenartiger, heller Ton, kaum lokalisierbar – wenn man nicht wüsste, dass er aus diesem einen Ton stammt … Diese Art des Obertongesangs wird von den Völkern Zentralasiens gepflegt. Bei Mongolen, Tscherkassen und Tibetern sowie einem Hirtenvolk in der sibirischen Steppe von ca. 150 000 Menschen, den Tuvas, ist sie anzutreffen.

Der Obertongesang wurde im Zuge der New-Age-Bewegung vor allem von Michael Vetter, Roberto Laneri, Hans-Peter Klein, David Hykes, Stephanie Wolf und Christian Bollmann bekannt gemacht. Obertongesang ist nicht nur ein experimenteller Umgang mit der Stimme und eine besondere Technik der Klangerzeugung, sondern auch eine Möglichkeit, die »Harmonie der Welt« zu erfahren, und eine besondere Form der Stimm- und Atemtherapie.

Die Magie der Obertöne
für ein erhöhtes Bewusstsein

Obertongesang ist nicht nur die Kunst des mehrstimmigen Singens aus einem Munde, sondern ein Spiegel der inneren und äußeren Weltordnung. Das kosmische Gesetz der Harmonie, der goldene Schnitt aller Schwingungen, ist in jedem natürlichen Ton in Form der Obertöne bereits enthalten. Erst, wenn du die Obertöne einmal bewusst gehört und gefühlt hast, wirst du sie überall wahrnehmen und verstehen! Durch den Obertongesang werden bisher ungenutzte Regionen in unserem Gehirn aktiviert und vernetzt, unsere Sensorik für feinstoffliche Phänomene wächst. So lernen wir Grundlegendes über das Wunder wahrer Harmonie. Diese Spektralklänge sind die harmonische Kraft des Universums und können ein Schlüssel für spirituelle Erfahrungen sein. Gerade von sogenannten Unmusikalischen ist Obertongesang leicht zu erlernen. Sie konzentrieren sich auf diese Töne und können so Stück für Stück dieser kosmischen Tonleiter spielen.

Zur Technik des Obertongesangs

So, wie das Licht aus Spektralfarben, so besteht jeder natürliche Ton aus einem Spektrum von Teil- oder Obertönen. Die Zusammensetzung der Spektralfarben bestimmt die sichtbare Farbe (z. B. Gelb + Blau = Grün), aus der Kombination der Obertöne ergibt sich die

Klangfarbe eines Tones. Dieselben Töne, von einer Blockflöte und von einer Trompete gespielt, unterscheiden sich nur durch ihre verschiedenen Obertonspektren. Bei beiden Phänomenen – Tönen und Licht – handelt es sich um Schwingungen, die physikalisch analysiert werden können: Töne misst man in Hertz und das Licht in Nanometern.

Das Hören der Obertöne

Die Grundlage jeglichen Obertongesangs ist die Fähigkeit, Obertöne überhaupt wahrzunehmen. Deshalb beginnen wir jeden Kurs mit einem konzertanten Auftakt, bei dem die Teilnehmer aufmerksam auf die Obertöne hören sollen. Im Anschluss greifen wir die einzelnen benutzten Techniken zum besseren Wiedererkennen heraus. Erst, wenn jeder Teilnehmer fähig ist, die Obertöne vom Grundton zu unterscheiden, beginnen die ersten Übungen mit der Stimme.

Die engen Beziehungen zwischen Stimmgebrauch und Gehör hat Alfred A. Tomatis erforscht, der in dem ersten Tomatis-Gesetz sagt: »Die Stimme enthält als Obertöne nur die Frequenzen, die das Ohr hört«, und im zweiten Tomatis-Gesetz: »Gibt man dem Ohr die Möglichkeit, nicht mehr oder nicht gut wahrgenommene Frequenzen wieder korrekt zu hören, so treten diese augenblicklich und unbewusst wieder in der Stimme in Erscheinung.«

Das Herausfiltern der Obertöne

Beim Obertongesang sind zwei Töne zugleich hörbar: der Grundton, den der Kehlkopf produziert, und einzelne glasklare Obertöne, die isoliert und verstärkt werden. Verschiedene Techniken gestatten eine solche Brillanz und Intensität der Obertöne, dass diese wesentlich lauter als der Grundton klingen und vom Hörer als eigene, getrennte Melodiestimme erkannt werden.

Für die Erzeugung von Obertönen gibt es verschiedene Techniken. (Streng genommen werden die Obertöne nicht erzeugt, sondern aus dem jeweiligen Grundton, in dem sie als Potenzial mitschwingen, losgelöst und verstärkt.) Jede Tradition, jedes Volk hat im Laufe der Geschichte ganz unterschiedliche entwickelt. Unsere westlichen Wurzeln des Obertongesangs liegen in der Gregorianik ca. Mitte des 8. Jahrhunderts. Die gregorianischen Gesänge wurden in früheren Zeiten so intensiv artikuliert, dass einzelne Obertöne und sogar Obertonakkorde zu hören waren. Seit der Wiederentdeckung des Obertongesanges sind auch neue, nicht ethnisch-traditionelle Techniken entstanden.

Wie man beim Licht mit Filtern arbeitet, um einen bestimmten Farbton zu extrahieren, arbeitet der Sänger mit den Resonanzräumen in Mund, Rachen und Brust, um bestimmte Obertöne hörbar zu machen. Dabei ist es wichtig, mit der Kraftstimme zu singen, weil diese die stärksten Obertöne enthält.

Zwischen der Stimme und dem Resonanzraum wird bei den meisten Obertontechniken eine Engstelle erzeugt, um die Vielzahl von Obertönen zurückzuhalten. Das können wir zum Beispiel in einer der Haupttechniken für den Obertonsologesang, der »Bird«-Technik, durch die Zungenstellung erreichen. Die Unterseite der Zunge wird mit einer Rolle rückwärts unter den Gaumen geklemmt. Vor der Zunge, im Bereich der Zähne und der Lippen, wird dadurch ein Resonanzraum gebildet. Jeder Raum ist ein eigener Resonanzraum, sobald der Schall zwischen seinen Wänden hin und her reflektiert wird. Der Abstand zwischen den Wänden bestimmt die Frequenz, in der der Ton dazwischen schwingt. (Setzen wir die Strecke ins Verhältnis zur Schallgeschwindigkeit, können wir errechnen, wie oft der Schall in der Sekunde zwischen den beiden Wänden hin- und herschwingt. Schon haben wir einen Ton des Resonanzraumes. Gemessen wird er in Hertz (Hz), Schwingungen pro Sekunde.)

Den Resonanzraum in unserem Mund visualisieren wir als eine Kugel, denn darin hat der Ton den gleichen Weg in alle Richtungen, es herrscht also eine Hauptfrequenz. Dann wird die Resonanz eines Obertons fokussiert, sodass dieser sich aufschaukelt. Wir hören die Grundstimme durch den Körper und abgeschwächt durch den Mund. Der Oberton schwingt sich im Resonanzraum auf – ein bisschen wie eine Rückkopplung, wie man sie von Mikrofonen kennt, wenn diese zu nah an einen Lautsprecher gehalten werden. Je exakter der Resonanzraum auf den jeweiligen Oberton eingestellt ist, desto lauter wird dieser.

Die Obertonleiter

Beim Obertonsingen spielen die ersten vier Obertonoktaven eine Rolle (2. bis 21. Oberton). Das sind die Töne, mit denen ein Obertonsänger musikalisch arbeitet. Manche Experten kommen auch in höhere Lagen, wobei sie aber nur noch einige der möglichen Obertöne bewusst auswählen können, weil die Töne zu eng beieinanderliegen, als dass sie noch sauber getrennt werden könnten. Je nach Grundton liegen höhere Obertöne auch nicht mehr im hörbaren Bereich, also im Ultraschall. Deswegen erreichen Männer leichter die Obertonleitern in den oberen Bereichen, sie singen von Haus aus eine Oktave tiefer als Frauen. Die Obertöne zu einem Ton können ganz einfach berechnet werden, sie ergeben sich nämlich aus der ganzzahligen Vervielfachung der Grundfrequenz. Man multipliziert einfach die Frequenz des Grundtons mit 2, 3, 4, 5 usw. und erhält dadurch die Frequenzen des 1., 2., 3., 4. usw. Obertons.

Die göttliche Obertonleiter

Teilton	Oberton	Faktor	Frequenz (Hz)
01.	Grundton	01	064
02.	01.	02	128
03.	02.	03	192
04.	03.	04	256
05.	04.	05	320
06.	05.	06	384
07.	06.	07	448
08.	07.	08	512
09.	08.	09	576
10.	09.	10	640
11.	10.	11	704
12.	11.	12	768
13.	12.	13	832
14.	13.	14	896
15.	14.	15	960
16.	15.	16	1024

Intervall	Oktave	Vokal
Prime	Grundoktave	U
Oktave	1. Oktave	
Quinte	"	UO
Oktave	2. Oktave	
Große Terz	"	O
Quinte	"	OA
Nat. Septime	"	
Oktave	3. Oktave	A
Gr. Ganzton	"	
Gr. Terz	"	AE
–	"	
Quinte	"	E
–	"	
–	"	EI
Gr. Septime	"	
Oktave	4. Oktave	I

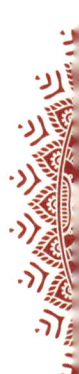

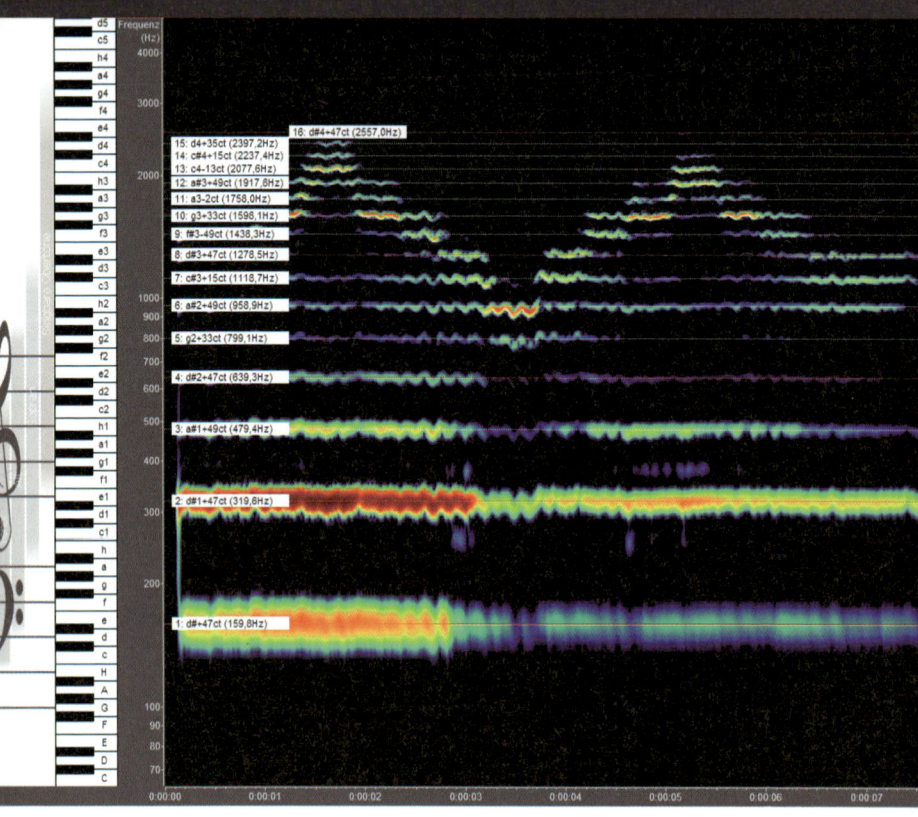

Bild aus dem Obertonanalyzer von Sygyt
Software. Die unterste Linie ist der Grundton,
darüber liegen die Obertöne.

Die Heilkraft der Obertöne

Jeder, der beginnt, Techniken des Obertongesanges zu erlernen, macht dieselbe Erfahrung: Die eigene Wahrnehmung beginnt, sich zu verändern. Besonders das Hören erweitert sich nach und nach, sodass »Klang« als klar definierte Obertonreihen empfunden wird. Mit einem Mal wird die Fülle der Obertöne deutlich, die über einem Chor, einem Orchester schwebt, und sie wird viel stärker und intensiver wahrgenommen als die Oberfläche der Melodie, deren Töne ja letztlich nur die Grundtöne, die Basis für das explodierende Spektrum der Obertöne sind.

Wenn Musik ertönt oder wir selbst Musik machen, fängt unser Gehirn an, darauf mit einem Feuerwerk an elektrischen Impulsen zu antworten. Beim Hören und Produzieren von Obertönen werden Bereiche in unserem Gehirn hyperaktiv, von denen die Wissenschaft nicht einmal weiß, wofür sie wirklich da sind. Da wir im Normalfall nur zwischen 7 % und 10 % unseres Gehirns benutzen, schlummert dort ein riesiges Potenzial unserer Fähigkeiten, das durch die Obertöne aktiviert werden kann.

Die Heilwirkung des Obertongesanges beruht auf zwei wichtigen Prinzipien: dem Prinzip der Schwingung und dem der Entsprechung, der Resonanz. Ersteres besagt, dass alles Schwingung ist, vom reinen Geist bis zur dichtesten Materie, und seinen Zustand definieren Frequenz und Amplitude. Kein Wissenschaftler konnte bis jetzt irgendetwas Festes, irgendetwas Finales, in dem, was wir sind, identifizieren. Das Prinzip der Schwingung sagt weiter, dass Schwingungen einander beeinflussen. Wird also durch Gesang eine bestimmte Schwingung erzeugt, so verändert diese alle anderen Schwingungsmuster, mit denen sie in Berührung kommt. Dass dies für alle Ebenen des Seins gilt, wurde durch die Erkenntnisse der Quantenphysik bestätigt. Und da nun die Obertöne die innere und äußere Weltordnung in seiner ganzen Natürlichkeit widerspiegeln, werden alle anderen Schwingungen – ob Materie oder Geist – gemäß dem Prinzip der Resonanz an diese kosmische Harmonie erinnert. Wenn wir krank werden, dann immer, weil etwas in uns diese natürliche Schwingung verloren hat. Etwas in uns arbeitet gegen unsere Natur – denn unsere Natur ist es sicher nicht, krank zu werden. Was uns krank macht, ist unsere eigene Entfernung vom harmonischen Urzustand. Mittels der Resonanz zu Obertönen und Musik können wir diese Harmonie wiederherstellen. Das Prinzip der Entsprechung macht aus ihnen Trägerwellen für Informationen. Wichtig beim Heilgesang ist also die eigene Intention. Wenn ich für mich und andere die stärkste Heilfrequenz des Universums wähle, die bedingungslose Liebe, kann ich größtmögliche Heilung erzielen.

Übungen: aus den Obertonworkshops

Dosieren des Atems

Lasse die Luft möglichst langsam ausströmen, und singe durch die aufeinandergepressten Lippen einen intensiven, tiefen

Ton. Er sollte scharf und knackig sein, wie bei der Kraftstimme. Zur Aktivierung der Stützfunktion des Zwerchfells öffnest du mehrmals das Lippenventil, ohne dass sich der Luftstrom beschleunigt. Nach einigen Malen lässt du den Mund geöffnet und lässt den Ton intensiver werden, ohne mehr Luft dafür fließen zu lassen.

Vokale öffnen Resonanzräume

»U«: Unterleib, »O«: Beckenraum, »OA«: Bauch, »A«: Brust, »E«: Hals, »I«: Kopf. Singe diese Vokale intensiv, und spüre mit deinen Händen die Resonanz in deinem Körper.

Erzeugen einer Engstelle im Mundraum

Spanne deine Zunge in deinen Mundraum, indem du mit der Unterseite deiner Zungenspitze in die Mitte deines Gaumens drückst. Der Klang deiner Stimme kann jetzt links, rechts oder an beiden Seiten zwischen Zunge und Wange nach außen entweichen. Bilde nun vor deiner Zunge einen Resonanzraum in Form einer Kugel. Deine Lippen sollten dabei die Form wie beim Vokal »O« haben. Versuche jetzt, mit genau dieser Mundstellung die anderen Vokale zu tönen, indem du die in den Gaumen gespannte Zunge leicht nach vorn oder hinten bewegst. Du kannst den Resonanzraum im Mund verkleinern, indem du mit der Zunge in Richtung obere Schneidezähne rutschst (Vokal E–I), und ihn vergrößern, indem du mit ihr wieder in Richtung Rachen (Vokal A–O–U) wanderst.

Finden der eigenen Obertöne

Gleite beim Tönen so langsam wie möglich von einem Vokal in den anderen: »U-O-A-E-I« und wieder zurück »I-E-A-O-U«. Versuche, die Übergänge zwischen den Vokalen immer deutlicher und fließender zu gestalten: »U-UO-O-OA-A-AE-E-EI-I« und zurück »I-IE-E-EA-A-AO-O-OU-U«. Achte jetzt genau darauf, was über deinem Grundton geschieht. Die Obertöne erscheinen am Anfang nicht laut – sind es aber im Außen. Wenn du die Möglichkeit hast, nimm deinen Gesang auf, und höre ihn dir an – das geht sehr einfach mit einem Handy. Wenn du ein Instrument für deinen Grundton dazunimmst (oder sogar eine Lärmquelle wie einen Föhn oder einen Staubsauger), wird deine Gehör ein wenig überlistet, und du kannst die Obertöne besser von deiner Grundstimme unterscheiden. Ein wunderbarer Raum für das Obertonsingen ist übrigens das Auto: Der Motor ist die Geräuschquelle, der Fahrgastraum spiegelt die Obertöne gut hörbar wider, und das Fahren wird zur reinen Freude. (Probiere das aber bitte erst nach einiger Übung im Stadtverkehr, für den Anfang ist die rechte Spur der Autobahn am besten geeignet.)

Freies Singen und Seelensprache

Im allgemeinen Verständnis bedeutet »Musik machen«, Lieder und Musikstücke – also komponierte, festgelegte Musik – zu reproduzieren. Dazu ist in der Regel jahrelanges Lernen und Üben (meist mit einem Lehrer) die Voraussetzung.

Wir haben die Erfahrung gemacht, dass ein freier Umgang mit dem Musikmachen viel schneller nachhaltigere Erfolge mit sich bringt. Für Kinder ist beispielsweise alles Musik, was klingt. Vor allem mit der Stimme gehen Kinder von sich aus sehr unbefangen um, während die Erwachsenen auf richtiges Singen und Sprechen achten.

Wir unterscheiden zwischen zwei »musikalischen« Ebenen der Stimme – die beide zum Sprechen und zum Singen dazugehören. Es gibt die »motorische Ebene«, die uns die Struktur oder »Erdung« bietet. Beim Spielen mit Klang und Artikulationsmöglichkeiten der Stimme, mit Reimen, Nonsens-Versen, Zungenbrechern, Fantasiesprachen, Rhythmik … können wir diese Ebene beobachten. Und es gibt die »klangliche Ebene«, auf der durch Klanggesten, durch Modulation, Klangfarbe, Dynamik usw., Gefühl und Ausdruck vermittelt wird.

Beide Ebenen können sich zu eigenen Spielen verselbstständigen. Eine solche »Verselbstständigung«, die vom gewohnten Stimmgebrauch abweicht, finden wir in einer Richtung der neuen Musik, die man experimentell nennen könnte. Ihre Bedeutung sehen wir vor allem darin, dass auch Menschen ohne musikalische Vorerfahrung und ohne Notenkenntnis ein großes Potenzial an stimmlichen Ausdrucksmöglichkeiten entdecken und nutzen können. Mit diesem neuen Wissen können sie sich schnell mit anderen verbinden und tief greifende Erfahrungen der Einheit und wahrer Harmonie erleben.

Freie Improvisation in der Gruppe ist für uns eine der größten musikalischen Herausforderungen. Jeder kann lernen, sich spontan in ein musikalisches Gebilde zu integrieren – ohne den Fluss des Ganzen zu stören. Wie von selbst entsteht so eine wunderschöne Musik, von der jeder Musiker ein wichtiger und individueller Teil ist. Wer Improvisation in der Musik lernt, wird diese positive Eigenschaft auch zunehmend im täglichen Leben einsetzen können. Die Grundlage der freien Improvisation ist das Rhythmusgefühl, das die Gruppe verbindet. Alle, die von sich behaupten, unrhythmisch zu sein, können ihr eigenes Gespür durch Rhythmuserfahrung schulen.

Es geht darum, in die Spannung zwischen Freiheit und Ordnung, zwischen Emotionalität und Rationalität, zwischen der musikalischen Bewegung sowie der Bewegung der eigenen Person und der Bewegung der Mitspieler einzutauchen. Es geht um das Spüren der äußeren und der inneren Schwingungen und das Finden des eigenen Rhythmus. Wer dachte, er sei unrhythmisch, wird das Gegenteil erleben: Spielerisch lernen wir, mit Händen, Füßen, der Stimme und Instrumenten den eigenen Rhythmus und Gesang in den Rhythmus und Gesang der Gruppe zu integrieren.

Rhythmuserfahrung ist die Grundlage des Miteinander-Musizierens. Wer die Grundprinzipien des Rhythmus verinnerlicht hat, wird die Leichtigkeit beim Musizieren in der Gruppe erleben und schätzen.

Wir möchten die Bedeutung, die dieser Bereich für unser Konzept hat, an einem Beispiel aus der Praxis erläutern: In einer Gruppe von Jugendlichen im Alter von 17 Jahren bekommt jeder eine Postkarte mit abstrakter Malerei darauf. Er soll seine Karte den anderen mit der Stimme »nonsemantisch« zeigen, ohne, dass diese sie sehen. Er muss also versuchen, die visuellen Eindrücke in akustischen Ausdruck zu übersetzen, Gerades, Rundes, Eckiges usw. hörbar zu machen. Im nächsten Schritt soll jeder seine Klänge als körperliche Bewegung darstellen. Dann werden die Bewegungen von der Gruppe klanglich gestaltet. Diese Stücke werden in grafischen Partituren (einer Notationstechnik, die neben Noten auch Formen und Farben verwendet) festgehalten. Schließlich werden die aufgenommenen Klangergebnisse und die Partituren mit den Vorlagen auf den Postkarten verglichen.

Wir hatten mit unseren Postkarten als Spielregel die Jugendlichen zunächst motiviert, unbefangen mit ihren Stimmen umzugehen, wobei einige Scheu und auch Albernheit zu überwinden war. Die Regel verlangte aber nicht nur Spontaneität, sondern ebenso die Einhaltung der von den Vorlagen vorgegebenen Strukturen. Innerhalb derer jedoch hatte der Einzelne die größte Freiheit. (Die Animierung und das Beispiel von uns selbst waren dabei sehr wichtig.) Bei solchen experimentellen Spielen mit der Stimme wird der ganze Reichtum stimmlichen Ausdrucks hörbar. Daher bieten sie hervorragende Möglichkeiten für eine umfassende Stimmbildung. Vor allem aber hat die Kreativität eines jeden – auch die dessen, der von seiner Unmusikalität überzeugt ist – eine Chance.

Übung: Die Seelensprache

Wir erinnern uns an die Zeit unserer Kindheit, als wir noch nach Lust und Laune »gebrabbelt« haben oder »Fantasiesprachen« erfunden haben – Worte und Laute, die aus dem Moment heraus entstanden und über deren Bedeutung wir nicht im Detail nachgedacht haben. Wir haben uns auf unser Gefühl verlassen und konnten so den anderen verstehen, ohne seine Worte verstehen zu müssen. Wir konnten auch Dinge mitteilen, für die wir noch gar keinen Wortschatz hatten.

Um die Seelensprache für dich allein zu trainieren, legst du dich mit deinem Bauch auf einen festen Untergrund. Deine Stirn legst du auf deinen Handrücken. Deine Gesichtsmuskulatur ist entspannt. Es fühlt sich an, als würde die Schwerkraft deinen Mund und deine Wangen leicht zum Boden ziehen. Deine Augen sind geschlossen, deine Augenmuskulatur ist entspannt. Du spürst deinen Körper, den Kontakt zum Boden, und wie mit dem Einatmen dein Bauch gegen den Boden drückt und mit dem Ausatmen wieder flach wird. Stelle dir vor, dass mit jedem Einatmen Energie in deinen Körper fließt. Du kannst vorher entscheiden, welche Energie das sein soll,

z. B. »meine Seelensprache kennenlernen«, »mich von einer aktuellen Sorge befreien« oder »Klarheit für eine bestimmte Situation«. Diese Energie wächst nun mit jedem Atemzug in deinem Körper, als würdest du sie mit dem Atem in dich hereinpumpen. Wenn dein Körper ganz ausgefüllt ist mit diesem Gefühl – wie ein Luftballon –, öffnest du den Mund und erlaubst der Stimme beim Ausatmen, den Atem in Schwingung zu versetzen. Die Lippen und der Mundraum mit der Zunge werden mit aktiviert. Du lenkst dein Bewusstsein auf die Artikulation und auf die Vokale. Welche Wörter dabei entstehen, spielt keine Rolle. Mache dich mit dieser Art des »Brabbelns« wieder vertraut.

Wir wollen diese Sprache wieder komplett in unser Leben integrieren und wie eine normale Sprache sprechen. Auf diese Weise können wir mit unserem Auto sprechen, mit Tieren, Pflanzen, virtuellen oder wahren Wesenheiten. Das ist die Befreiung der Sprache. Wir verlernen nicht, was wir an Sprache besitzen, sondern erweitern unsere Ausdrucksmöglichkeiten. Wenn wir ein Lied schreiben, »kommen« einige davon zuerst in Seelensprache. Um das Gefühl nicht durch Wörter zu begrenzen, ist es für uns wichtig, dass wir die gelernte Sprache wie eine perfekt passende Schablone über das Lied in Seelensprache legen. So bleibt das Gefühl in seinem Ursprung und seiner ganzen Kraft erhalten.

Im Seelendialog trainieren wir diese Sprache mit einem Partner.

Die Stimme als Spiegel

Jeder Mensch hat seinen ganz individuellen Weg, und damit ist auch bei jedem eine andere Art der Einzelarbeit stimmig. Die jahrelange Erfahrung und unsere inneren Sinne ermöglichen es uns, schnell und gezielt mit jedem Menschen individuell zu arbeiten. Die hier vorgestellten Übungen sind einige wenige Möglichkeiten, die im Laufe der Jahre wiederkehrten. Und doch gibt es unendlich viele Wege für jeden.

Ich höre an deiner Stimme, wie es dir geht – also geht es dir anders, wenn sich deine Stimme verändert. Du kannst lernen, deine eigene und andere Stimmen einzuschätzen und über die Stimmarbeit deine Emotionen und dein Bewusstsein verändern.

Einzelarbeit mit der Lichtstimme

Wenn ein Mensch die Kraftstimme unnatürlich oder »falsch« benutzt, spricht er mit zu viel Druck oder Kraft. Dann zeigen wir der Stimme das genaue Gegenteil von dem, was sie sich antrainiert hat.

Übungen: Aktivierung der Lichtstimme

»Couchpotato«

Stelle dir vor, du kommst nach einem gelungenen Arbeitstag nach Hause und lässt dich genüsslich auf die Couch fallen. Atme in Ruhe tief ein, und gib dem ausströmenden Atem den Ausdruck eines zufriedenen Seufzers. Besonders gut geeignet ist dafür der Vokal »A«. Setzt du vor dieses »A« ein stummes »H«, tritt die Lichtstimme noch deutlicher hervor.

»Kauendes Summen«

Bei dieser Technik aus der Logopädie stellst du dir dein Lieblingsessen vor, das du gerade ganz genüsslich kaust. Gib diesem Kauen ein sanft schwingendes »Mmmhhh« mit. Dabei sind die Lippen sehr aktiv, wodurch sich die Spannung auf den Stimmlippen verringert und diese leicht »massiert« werden. Der Ton schwingt sanft und leise und verursacht keinerlei Anstrengung. Spiele dabei mit verschiedenen Tonhöhen. (Diese Übung ist optimal bei Heiserkeit. Das »Mmmhhh« ist mit einer Stimmbandmassage zu vergleichen. Wenn deine Stimme angeschlagen ist, weil die Stimmbänder verspannt sind, kannst du diese massieren, um so wieder eine voll funktionsfähige Stimme zu erlangen.)

»Schlaflied«

Wähle ein Kinderlied oder Schlaflied, und singe es ganz leise – so, wie du es gern zum Einschlafen hören würdest.

Affirmation:

»Ich lasse los und entspanne mein Sein.
Seidig tauche ich in mein inneres Bett aus Watte ein.«

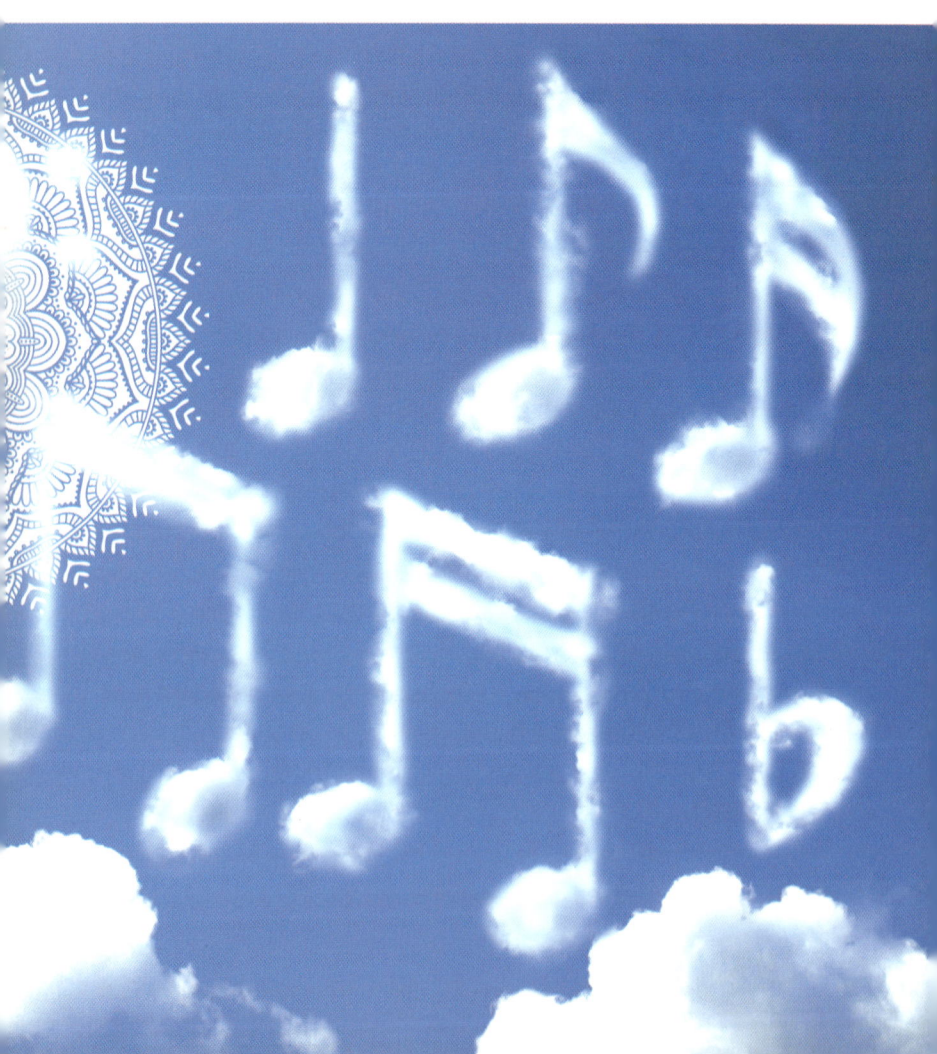

In der Einzelarbeit arbeiten wir mit der Lichtstimme, wenn wir auf eine tiefere Ebene des Gefühls gelangen, alte Wunden transformieren oder eine höhere Schwingungsfrequenz erreichen möchten, um Zugang zum Unterbewusstsein oder zum Höheren Selbst zu erlangen.

Es gibt viele Menschen, die mit der Kraftstimme sprechen, aber keine Verbindung zum Gefühl haben. Sie nutzen diesen Stimmmodus als »Maske«, um ihren weichen und verletzten Kern zu verstecken. Lichtstimmarbeit bedarf viel Gefühl und Einfühlungsvermögen des Begleiters. Wir wagen uns hier in für den Klienten oft noch unbekannte Ebenen seines Seelenlebens vor. Dort können wir auf tief sitzende Traumata aus der Kindheit stoßen. Die verletzten »inneren Kinder« brauchen dann die liebevolle und sichere Hand einer »Mutter«, um ihre Konditionierung anzusehen, anzunehmen und bewusst damit umzugehen.

Einzelarbeit mit der Kraftstimme

Wenn ein Mensch die Lichtstimme unnatürlich oder »falsch« benutzt, spricht er mit zu viel Luft. Wir zeigen der Stimme das genaue Gegenteil von dem, was sie sich antrainiert hat, damit sie sich später auf ein Mittelmaß einschwingen kann.

Übungen: Aktivierung der Kraftstimme

»Aufschlag«

Versetze dich in die Lage eines Tennisspielers. In dem Moment, in dem du mit dem Tennisschläger zum Schlag ausholst, unterstützt dein Körper mit der Bewegung deine Stimme. Du gibst deinem Schlag einen Ton. Durch die Bewegung fällt es der Stimme noch leichter, die Kraftstimme ohne einen Kraftaufwand an den Stimmbändern zu nutzen.

»Die Wand wegschieben«

Stelle dich mit leicht gebeugten Knien vor eine Wand, und drücke mit beiden Händen dagegen, als wolltest du sie wegschieben. Unterstütze dies mit einem langen Ton. Du spürst den muskulären Kraftaufwand im Körper. Auf der Stimme selbst darf aber keine Anstrengung liegen. (Presse den Ton nicht heraus, der Atem darf fließen. Beim Hochheben von schweren Dingen neigen wir im Alltag oft dazu, den Atem anzuhalten.)

»Töne schießen«

Zeige mit dem Finger auf einen Punkt im Raum, und schieße bewusst einen Ton dorthin: »da«, »die«, »dort«, »du«. Mit hartem »t« aktivierst du das Zwerchfell noch zusätzlich: »ta«, »to«, »tie«. Gehe alle Vokale durch. Mache dann aus den kurzen Schüssen einen langen Strahl, indem du die Töne nach Belieben verlängerst.

*»Ich lade mein inneres Kind ein, meinen Ausdruck
in freudiger Kraft nach außen zu tragen.«*

In der Einzelarbeit wenden wir die Kraftstimmarbeit an, um Klarheit, Mut und die inneren Schattenanteile (die Charaktereigenschaften, vor denen wir Angst haben) über den Klang im Körpergedächtnis abzuspeichern.

Menschen, die sich nicht trauen, sich zu zeigen, oder nicht wissen, wie sie dies tun sollen, oder die sich ihrer selbst noch nicht bewusst sind, sprechen oft leise und lichtstimmlastig. Wenn Menschen sich primär der Lichtstimme bedienen, kann dies auch andere Gründe haben: Verwenden sie bei der Arbeit oft die Lichtstimme – z. B. Meditationslehrer oder Psychologen –, kann es passieren, dass sie diesen Stimmmodus unbewusst mit in den Alltag nehmen. Das kann verheerende Folgen haben.

Bei wundervollen Medien, Lehrern und Gurus haben wir immer wieder erlebt, dass sie vergessen, sich ihrer eigenen Entwicklung zu widmen. Sie verschleiern durch die permanente Nutzung der Lichtstimme ihr eigenes »Mensch-Sein« – nicht nur vor anderen, sondern vor allen Dingen vor sich selbst.

Heilung durch die Stimme

Dass Singen heilsam ist, ist bereits wissenschaftlich nachgewiesen. Katzen schnurren z. B. nicht nur als Ausdruck des Wohlbefindens, sondern, um ihren Knochenwuchs zu beschleunigen. Bei einem Knochenbruch braucht ein Hund fast doppelt so lang wie eine Katze, um wieder auf die Beine zu kommen. Die Frequenz des Schnurrgeräusches aktiviert den Selbstheilungsprozess.

Singen beeinflusst die Gehirnchemie und unsere hormonellen Kreisläufe. So führt es zu einer Reduktion des Stresshormons Adrenalin und zur Produktion eines regelrechten »Glückscocktails«, der unter anderem die Botenstoffe Betaendorphin, Serotonin und Noradrenalin enthält. Der österreichische Musik- und Kommunikationspsychologe Thomas Biegl schrieb in seiner Diplomarbeit im Fach »Psychologie« an der Universität Wien, dass singende Menschen ihre eigenen Antidepressiva produzieren – und diese haben keine Nebenwirkungen.

Selbstheilung

Jeder Mensch kann mit den Vibrationen seiner Stimme in seinem eigenen Körper arbeiten. Die natürlichen Schwingungen helfen, körperliche und seelische Schmerzen zu harmonisieren und sich in ein höheres Bewusstsein zu begeben. Ein Mensch, der beispielsweise auf dem Münchner Hauptbahnhof steht und merkt, dass dieser

Ort ein Unwohlsein in ihm auslöst, sollte anfangen, kraftvoll zu tönen. Nur wenige Menschen trauen sich, das in der Öffentlichkeit zu praktizieren – aber ein leises Vor-sich-Hinsummen könnte man doch einmal ausprobieren? Ansonsten gibt es eine wunderbare Technik, mit der eigenen Stimme in sich zu wirken, ohne, dass man es von außen hört.

Übung: innerer Gesang

Die Technik des inneren Gesangs beruht auf der Möglichkeit, die Luft und damit den Klang der Stimme durch Bildung eines Ventiles im Mund zu bremsen. Das erreichst du zum Beispiel, indem du beide Lippen beim Tönen aufeinanderpresst, sodass sich die Luft und der Ton hindurchdrücken müssen. Die Nase ist dabei durch die Nasenklappe von innen geschlossen. Töne so intensiv, dass du ein Kitzeln verspürst. Da, wo es kitzelt, bist du genau richtig, denn da geht etwas in deinem Körper in Resonanz. Durch die Tonhöhe, den Klang und die Intensität der Stimme kannst du nun mit deiner Stimme in deinem Körper auf die Reise gehen. Findest du die Frequenz deiner Nase, deiner Augen, deiner Stirn- und Nebenhöhlen? Immer da, wo es zu vibrieren beginnt, kannst du ein Organ oder ein Körperteil freisingen.

Übung: Freisingen –
Umprogrammieren von Erinnerungen

Situationen, in denen Wunden entstanden sind, kannst du über die Klänge leicht aus deiner Erinnerung löschen und dich so von innen nach außen befreien.

Dazu fokussiere dich ganz auf die Erinnerung. Welche Szene siehst du? Wie alt bist du? In welchem Raum befindest du dich? Ist da noch eine zweite Person? Dann sieh dir die Situation an. Während sie wie ein Film vor deinem inneren Auge abläuft (ob mit geschlossenen oder geöffneten Augen, entscheidest du), ist die Stimme bereit, frei zu tönen, schluchzen, lachen, weinen, schreien … was kommen möchte. Möglicherweise sendet dein Unterbewusstsein dir sogar ein Lied. Dann singe es so lange, bis es »weg« ist.

Übung: für einen freien Körper – »Glücksbärchen«

Wenn du dich der Befreiung des Körpers widmest, lenkst du dein Bewusstsein auf die »Störstelle« und stellst dir vor, wie du mit jedem Ausatmen die Erinnerung, die die Blockade verursacht, aus deinen Handinnenflächen hinausströmen lässt. Sollte sich die Hand nicht von selbst entspannen, hilfst du sanft nach und gibst dem Körper den Befehl, die Handinnenflächen dem Außen zuzuwenden. Rede ihm also liebevoll zu, und erkläre ihm, dass er keine Angst zu haben braucht vor dieser Öffnung. Mit geöffneten Handinnenflächen fühlen wir nämlich eine bedingungslose Offenheit für das Gegenüber, und das kann in uns Angst oder Unbehagen auslösen. Gib deiner Ausatmung eine Farbe nach Belieben – die erste, die dir einfällt. Es kann auch jeder Atemzug eine neue Farbe bekommen. Stelle dir nun vor, dass diese Farbe zu einem kräftigen Strahl wird, den du aus dem Zentrum deiner Handinnenflächen in den Raum schießt. Wer die Glücksbärchen noch kennt, kann sich zusätzlich das Bild ihres »Bauchstrahls« ins Gedächtnis rufen – eines Lichtstrahls, mit dem diese Wesen aus einer Kindersendung sich ihre Regenbogenbrücken über den Wolken gebaut haben.

Übung: Variante für Fortgeschrittene

Im Weiteren erlaubst du dem Stimmapparat – unserem zweiten Mitspieler, der ebenso ein eigenes Wesen ist wie dein Körper –, den ausströmenden Atem in Schwingung zu versetzen, zu tönen und Geräusche zu machen. Es geht dabei nicht darum, einen schönen Ton zu produzieren, sondern, den Atem in Schwingung zu versetzen. Das Bewusstsein bleibt weiterhin auf die Befreiung der Körperstelle fixiert, also auf das Bild des farbigen Atemstroms. Was Stimme und Körper machen, ist deren Fachbereich! Deiner sind die Bilder. Die Schallwellen spülen dich von innen nach außen frei.

Die Übung für den freien Körper kannst du auch gezielt auf Körperstellen anwenden, die dir Schmerzen bereiten. Du kannst z. B. deine Organe »betönen«, kurzfristige Beschwerden wie Migräne oder Bauchweh transformieren oder auch längerfristige Krankheiten wie Allergien in der Heilung unterstützen und beschleunigen. Denn Singen heilt.

Heiltönen, das Besingen in der Gruppe

Die kräftigste Form des Besingens entsteht, wenn sich viele Stimmen miteinander verbinden. Durch das Heilsingen können große Gruppen und Energiefelder über viele Kilometer hinweg harmonisiert werden.

1996 wurde in Kanada ein »Homeless Choir« gegründet. Bei den Teilnehmern des Chors, die größtenteils soziale Außenseiter waren und – wie der Name schon sagt – auf der Straße lebten, handelte es sich um Menschen mit massiven emotionalen Problemen, Alkoholismus und Drogenabhängigkeit, einige litten an schwerwiegenden psychischen Erkrankungen wie Schizophrenie oder Depressionen. Nach der Gründung des Chors berichteten viele von einem Rückgang ihres Alkohol- oder Drogenkonsums, einige hatten soziale Beziehungen aufgebaut, nachdem sie lange zurückgezogen und einzelgängerisch gelebt hatten. Viele stiegen wieder ins Berufsleben ein, und sie alle führten diese positiven Veränderungen auf das gemeinsame Singen und die damit verbundene Stärkung ihres

Selbstwertgefühls zurück! Forscher kamen zu dem Ergebnis, dass die Wirkung des Singens im Chor vergleichbar war mit der einer erfolgreichen Psychotherapie.

Differenztöne/Kombinationstöne: die heilende Disharmonie

Harmonisch ist in der Musik etwas, was in den Ohren des Zuhörers schön, wohltuend oder angenehm klingt. Dissonanz herrscht dort, wo Spannung erzeugt wird – die Töne sich »beißen«.

Harmonie bezeichnet ursprünglich die Vereinigung von Entgegengesetztem zu einem Ganzen. In der Musik verwendet man den Begriff im Sinne von Akkorden, also für das Miteinanderschwingen von mindestens 3 Tönen. Je einfacher die Töne miteinander schwingen, als desto harmonischer werden sie empfunden. Dasselbe gilt auch für Intervalle, also 2 Töne, die miteinander schwingen. Die Oktave ist das harmonischste Intervall, das wir kennen: Der obere Ton schwingt dabei doppelt so schnell wie der untere. Beide Töne bezeichnet man daher mit derselben Note. Das nächstharmonischste Intervall ist die Quinte, dann die Quarte, danach die Große Terz und weiter die Kleine Terz. Das ist übrigens auch die Reihenfolge der Tonabstände der Obertonleiter. Je höher wir auf der Obertonleiter gehen, desto komplexer schwingen die benachbarten Töne miteinander. Ob das dann harmonisch ist oder nicht, ist vor allem Geschmackssache.

Zu Beginn des Mittelalters galt die Terz als »Teufels-Intervall«. Es war bei Todesstrafe verboten, sie zu spielen. Daher kommt übrigens auch der Ausdruck »Mach keinen Terz!«. Heute ist es immer noch so, dass komplexe Intervalle als schräg empfunden werden. Sind sie kleiner als die in unserer Tonleiter, empfinden die meisten Menschen sogar Schmerz beim Hören – auch, wenn sie ganz leise gespielt werden. Es kann also nicht an der Lautstärke liegen, sondern an dem, was zwischen den beiden Schwingungen passiert.

Kombinationstöne, früher als Differenztöne bezeichnet, wurden 1740 von Georg Andreas Sorge entdeckt und 1754 eingehender von Giuseppe Tartini, später von Thomas Young, J. A. W. Röber und Hermann von Helmholtz untersucht.

Beim Spielen eines Intervalls bildet sich im Innenohr (oder auf jedem anderen Resonanzkörper) ein – in der Luft nicht nachweisbarer – dritter Ton. Dessen Schwingungszahl (Frequenz) ergibt sich aus der Differenz der Schwingungszahlen der klingenden Töne. Dieser Ton wird vom Resonanzkörper selbst gebildet, weil er zwischen den beiden Frequenzen, mit denen er konfrontiert ist, vermitteln will.

Der Differenzton bei der reinen Großen Terz liegt genau zwei Oktaven unter dem tieferen Ton. Wir hören also nicht nur den Zweiklang, sondern noch einen fast unmerklich klingenden Basston darunter. Das lässt dieses Intervall dichter erscheinen als z. B. die Quinte. Wenn die Abstände der miteinander schwingenden Töne noch kleiner werden oder nicht in unserer wohltemperierten Tonleiter enthalten sind, werden die Differenztöne noch viel intensiver wahrgenommen, weil sie nicht mehr zu dem passen, was wir an Musik zu hören gewohnt sind.

Helmholtz hat mithilfe der Theorie zum Differenzton auch einen analogen höheren Ton entdeckt, den Summationston, dessen Schwingungszahl der Summe der Schwingungszahlen der erregenden Töne entspricht.

Übung: Differenzton singen

Singe mit einem Partner den höchsten Ton, den ihr beide noch kraftvoll artikulieren könnt. Jetzt hält einer diesen Ton, und der andere geht ohne Tonschritte langsam mit seinem Ton tiefer (wie ein Motor, der seine Drehzahl drosselt). Konzentriert euch auf das, was nun dazukommt. Mit etwas Übung hört ihr einen Basston von unten nach oben gehen, und zwar genau in dem Maße, in dem der gesungene Ton nach unten geht. Vielleicht hört sich das ein bisschen an wie ein vorbeifahrender Lastwagen oder das Geräusch, das entsteht, wenn ein Stock schnell durch die Luft gezogen wird – ihr könnt diesen Ton keiner Quelle zuordnen, da die Quelle direkt in eurem Ohr sitzt. Das Gleiche könnt ihr auch nach oben probieren, dann wird der Differenzton von oben nach unten wandern.

Da diese zusätzlichen Schwingungen nicht nur auf dem Trommelfell entstehen, sondern auf jedem Resonanzkörper, können wir uns vorstellen, was auf den Membranen unserer Körperzellen geschieht: Sie werden regelrecht durchgeschüttelt. Dadurch können wirkungsvoll Blockaden im Körper gelöst werden. Dieses Phänomen wird schon seit Urzeiten von Schamanen und Heilern sowohl mit der Stimme als auch mit Instrumenten zur Heilung genutzt.

Übung: Differenztonkreis

Bei dieser Gruppenübung wird zunächst ein Kreis gebildet. In die Mitte des Kreises stellen, setzen oder legen sich die Menschen, die freigetönt werden möchten. Im Außenkreis geht ein Teil der Gruppe in einen hohen, kraftvollen Ton, der konstant auf derselben Höhe gehalten wird. Der andere Teil beginnt, um diesen Ton »herumzuwandern«, wie eine Sirene. Dadurch entstehen mehrere dissonante Töne, die wiederum Differenztöne auf dem Trommelfell erzeugen. Diese Art des Tonkreises ist sehr intensiv. Menschen, die sich gegen die Schwingung »wehren«, können körperliche Schmerzen an den Stellen empfinden, an denen der Klang körperliche Blockaden freiklingen möchte. Daher ist es wichtig, sich zu entspannen und Ja zum Klang zu sagen. Dann wird der Schmerz direkt aufhören, und sie fühlen sich gestärkt und frei.

In der heutigen Zeit finden wir Differenztöne vor allem in islamischen Kulturen. Du hast bestimmt schon einmal »Klageweiber« gehört, die auf einer Beerdigung mit hohen Stimmen durcheinandertönen. Das hat den Effekt, dass sich bei den Trauernden keine Blockaden bilden können, sie gehen vielmehr voll in ihre Emotionen. Auch in vielen Naturvölkern ist diese Technik verbreitet. Wenn wir uns dagegen eine Beerdigung in Deutschland ansehen, schlucken die Trauernden ihre Emotionen herunter und brauchen dann viel Zeit, um sie zu verarbeiten. Es sind also genau die Schwingungen, die uns in der musikalischen Erziehung als abweichend, schräg und schlecht vermittelt werden, diejenigen, die uns Heilung geben können. Wenn wir diese Differenztöne wieder in unser Leben einladen, heißt das die Befreiung vom alten Tonsystem. Damit wollen wir natürlich nicht sagen, dass das wohltemperierte, chromatische Tonsystem schlecht sei – wir nutzen es ja selbst täglich für unsere Musik. Wir wollen einfach mehr … ja, alles, was möglich ist. Habe den Mut, zu experimentieren. Das Differenztonsingen kann dir auch die Angst vor den sogenannten falschen Tönen nehmen. Wie überall im Leben können wir die Wahrheit erkennen, wenn wir dahin gehen, wo die Angst sitzt.

Herzkommunikation

Jeder kennt die Menschen in der Klasse oder am Arbeitsplatz, die als Außenseiter oder Eigenbrötler bezeichnet werden – die »stillen Wasser« oder die »Störenfriede«. Im Normalfall meidet man diese Menschen, sie sind einem unangenehm, weil man denkt, keinen Zugang zu ihnen finden zu können. Manchmal würde es schon reichen, einfach nur näher heranzugehen, um den anderen abzuholen – da, wo er eben steht. Oder vielleicht sogar zu erkennen, warum gerade dieser Mensch ein ungutes Gefühl in uns auslöst. Vielleicht hat das gar nichts mit diesem Menschen zu tun, er hat nur eine Erinnerung geweckt, eine alte Wunde, die jetzt losgelassen werden möchte. Töne sind ein wunderbarer Schlüssel, um solche Wunden nonverbal zu heilen. Das ist auch der Sinn der nächsten Übung, bei der wir lernen, mit den Menschen in Kommunikation zu gehen, mit denen es eben nicht gleich harmonisch ist.

Übung für Gruppen: »Die Klangreise« – Die Welt ist mein Spiegel

Alle Teilnehmer verteilen sich im Raum, und jeder darf mit geschlossenen Augen die Verbindung zu seinem Urtonkästchen herstellen. Um die Verbindung zu stabilisieren, werden Töne für verschiedene Emotionen angestimmt, die der Gruppenleiter vorgibt, z.B. Freude, Angst, Trauer, Liebe, Vertrauen. Wenn jeder imstande ist, sein Urtonkästchen vor seinem in-

neren Auge zu sehen und gleichzeitig zu tönen, darf sich nun jeder auf einen bestimmten Ton festlegen. Konzentriere dich zunächst nur auf dich und deinen Ton. Dann beginnen alle, immer wieder den eigenen Ton anstimmend mit geschlossenen Augen durch den Raum zu gehen. Jetzt wird das Gehör für die Töne der anderen Teilnehmer geöffnet. Suche dir über den Ton einen Partner (oder mehrere), und halte einfach nur die gemeinsame Schwingung so lange aus, bis dein Bauchgefühl dich zum nächsten Partner oder zur nächsten Gruppe führt. Probiere dabei aus, wie es ist, mit einer Person zusammen zu tönen, deren Ton harmonisch mit deinem schwingt, aber auch mit solchen, deren Ton disharmonisch oder schrill klingt.

Die Welt ist dein Spiegel, und du kannst von jedem lernen. Wenn ein Kommunikationspartner in dir ein ungutes Gefühl oder Ungewissheit auslöst, ist er in diesem Moment Projektionsfläche für einen Teil, der in Wahrheit nur in DIR sitzt. Deinem Gegenüber geht es wahrscheinlich genauso. Verheerend wäre nur, wenn beide Parteien spüren, dass irgendetwas nicht stimmt, aber keiner den Schritt in die Öffnung geht. Denn dann werden wir nicht den Schritt in eine tiefere Gesprächsebene gehen können.

»Ich habe festgestellt, dass ich an Leute, die einen leisen Ton gemacht haben, näher herangehen musste, um diese auch zu hören. Das verursachte eine sehr intime Bindung, die ich als sehr verletzlich und echt empfunden habe. Und von *diesen Menschen konnte ich das Gefühl von Verletzlichkeit mitnehmen.«*

»Natürlich gab es in dieser Klangreise dissonante wie auch harmonische Begegnungen. Bei dem Seminar gab es eine Frau, deren Ton optimal zu meinem passte. Gemeinsam konnten wir in dieser Harmonie richtig ›baden‹. Es verursacht in einem selbst ein schönes Gefühl, wenn die Töne harmonisch miteinander schwingen. So, wie du auch im Alltag lieber mit einer Person zusammen bist, die zu dir ›passt‹.«

Erfahrungsberichte unserer Teilnehmer

Menschen, denen es nicht leichtfällt, sich in einer Gruppe mit ihrer Stimme zu zeigen, stellen wir folgende Frage: Was würdest du tun, wenn dir ein Mensch absolut herzoffen gegenübertritt, sich dir mit all seinen »Fehlern« und »Schwächen« zeigt? Was würdest du tun, wenn ein solcher Mensch dich mit seinen offenen Augen voller Liebe anstrahlt, wahrhaftig und verletzlich? Würdest du ein Herz, das man dir so auf einem goldenen Tablett serviert, verletzen? Zustechen? Oder wärest du nicht zutiefst berührt von dem Vertrauen, dem Mut und der Liebe deines Gegenübers?

Erinnere dich einmal an einen Menschen, der dich zutiefst berührt hat. Und dann frage dich, ob du ihn in dem Moment hättest verletzen wollen, als er so offen war. Und wenn da ein Teil in dir fies oder grob werden wollte – war es die Liebe? Oder ein Programm, das aus einer alten Verletzung entstanden ist, das Lust hatte, Macht

auszuüben? Herzkommunikation verlangt auch bedingungslose Ehrlichkeit mit sich selbst. Das heißt, die Teile, die wir in uns sehen, lieb zu haben – auch den machtsüchtigen Teil, der vielleicht in der oben genannten Situation zugestochen hätte. Heute weißt du, dass alles, was du aussendest, auch zu dir zurückkommt. Und wärest du nicht bereit, etwas Grundlegendes in deinem Leben zu wandeln, dann würdest du jetzt nicht dieses Buch in deinen Händen halten. Vertraue dir selbst, und erinnere dich daran, dass du bereits mit der ersten Seite dieses Buches entschieden hast, dein Bewusstsein über die Stimme zu erweitern. Und so kannst du dich immer wieder neu entscheiden: Brauche ich das alte Spiel jetzt immer noch? Oder sage ich Ja zu Offenheit und Liebe? Darf ich mich frei und freudig ausdrücken und endlich MICH leben, mit allem, was dazugehört?

Bevor du die nächste Übung ausprobierst, mit der du eine tiefere Ebene des Gesprächs erreichst, lies dir bitte erst die Übung »Freies Singen und Seelensprache« durch. Sie ist eine erweiterte Form davon.

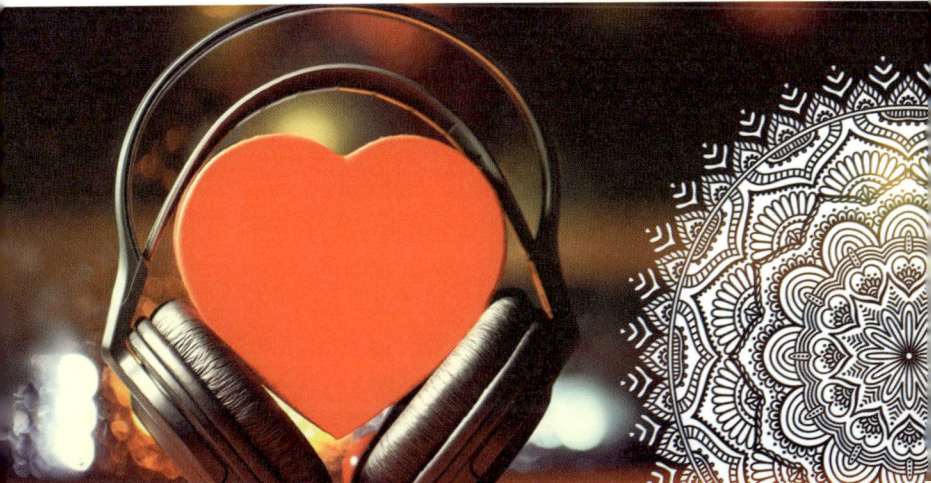

Übung: Der Seelendialog

Setze dich einem Partner gegenüber, und stelle über die Augen eine Verbindung zu ihm her. Verweilt im Blickkontakt, während ihr euren Mund und eure Lippen frei lasst, um zu »brabbeln«. Im Dialog kann das oft sehr lustig sein – auch Lachen ist erlaubt. Je länger und tiefer ihr in diesen Seelendialog eintaucht, desto mehr werdet ihr spüren, ja, vielleicht sogar »verstehen«, was der andere gerade erzählt. Und was die eigene Seele preisgibt.

Synchronisation mit anderen ist ein unabdingbarer Prozess, der durch die Herzkommunikation geschieht. Über Klänge, Töne und Seelensprache geht dies viel leichter und schneller, weil diese direkt mit dem Unterbewusstsein in Resonanz gehen.

>»Überraschenderweise veränderte sich der Klang ein wenig. Die Töne fanden in der Ausführung immer mehr zueinander. Die Tonhöhe blieb zwar die gleiche, aber die Partner begannen, sich ganz automatisch aufeinander einzuschwingen. Mein Partner beschrieb mir zum Beispiel, dass er spürte, wie sein Ton von allein weicher wurde und sich so an meine Stimmfarbe anpasste.«
>
> **Erfahrungsbericht einer Teilnehmerin**

Untertongesang

Untertöne sind Stimmklänge wie von einem anderen Planeten. Sie entstehen immer dann, wenn resonierende Membranen zu träge sind, jede Schwingung des Haupttons mitzuschwingen. Die Untertonleiter ist die Spiegelung der Obertonleiter. Da die Untertonleiter die gleichen Intervalle wie die Obertonleiter hat, nur negativ, könnte man meinen, sie entspringe genauso dem Grundton. Die Untertonreihe resultiert aber nur aus der Vermehrung der Grundschwingung und ist nicht in ihr enthalten.

Beim Untertongesang sind es die links und rechts von den Stimmbändern liegenden Stimmtaschen, die durch Entspannung des Stimmapparates zusätzlich zu den Stimmbändern schwingen wollen, es aber nicht so schnell können und deshalb nur jede zweite Schwingung mitschwingen – also mit halber Frequenz. Geübte Sänger können sogar die Untertonleiter nach unten singen, indem sie nur jede 4., jede 6. usw. Schwingung mitmachen. Beim Untertongesang kann der Sänger bis zu sechs Töne gleichzeitig produzieren, weil jeder Grundton zwei gleichzeitig gut hörbare Obertöne haben kann und der Unterton zum normalen Stimmlaut wie ein zweiter Ton wirkt.

Schlage eine Stimmgabel an, und halte sie mit einer Zinke an ein Blatt Papier. Im Sirren des Papiers kannst du dabei, je nachdem, wo du die Gabel hinhältst, nacheinander verschiedene Töne hören. Mit etwas Übung lassen sich mit einer a-Gabel die Töne a', a, d, A, F, D heraushören. Je träger das Blatt ist, desto mehr Impulse der Gabel gehen ins Leere, der Ton wirkt tiefer.

Stimmband-Untertonübung: Vom Knattern zum Singen – finde das Dazwischen!

Stelle einen Stimmschluss her, indem du die Stimmlippen aufeinanderlegst. Das ist, als wolltest du etwas sagen (»ha…«), aber es kommt nichts heraus. Bleibe in dieser Haltung, und lasse ganz wenig Luft durch die Stimmbänder knattern, ohne zu einem Hauchen überzugehen.

Wenn du dieses Knattern gefunden hast, ändere die Stimme aus diesem heraus zu einem gesungenen Ton. Wechsle hin und her zwischen Knattern und Singstimme. Versuche, auf dem Wechselpunkt dieser zwei Stimmarten zu bleiben, denn genau auf der Kippe zwischen beiden existiert eine dritte Art des Singens: der Unterton, der direkt von den Stimmbändern ausgeht und entsteht, wenn das Knattern und der gesungene Ton gleichzeitig im Abstand einer Oktave zu hören sind. Dieses ist die einfachste Untertontechnik, auch bekannt als »Strohbass«. (Üblicherweise werden Untertöne mit den Stimmtaschen produziert. Dies ist eine andere Technik.) Das Knattern und im Besonderen diese Technik des Untertongesangs mit den Stimmbändern fördert die Entspannung und die Regeneration der Stimmbänder. Nach einigen Minu-

ten des Singens gewinnt die Stimme zusehends an Fülle und Tiefe. Diese Entspannung strahlt mit der Zeit auf den ganzen Körper aus.

Probiere diese Übung auch umgekehrt: Singe einen für dich normalen Ton, und verwende immer weniger Atem, bis der Ton zum Knattern zusammenbricht. Wechsle hin und her zwischen Knattern und Singstimme.

Den Untertongesang mit den Stimmtaschen sollte man sehr vorsichtig beginnen. Aktiviere durch ein vorsichtiges Räuspern die Stimmtaschen. Wenn du zusätzlich einen Ton mit den Stimmlippen produzierst, sollten diese doppelt so schnell wie das Räuspern schwingen. Wichtig ist hierbei einerseits, die Stimmlippen wirklich geschlossen zu halten (also nicht hauchig singen!), und andererseits, so wenig Luft wie möglich zu benutzen. Wenn es wehtut, höre bitte auf, und probiere es ein andermal wieder. Wenn du diese Technik spielerisch und ohne Druck immer wieder übst, wird es irgendwann funktionieren.

Das Mantra und das Wort

Seelenlieder

Dass Musik heilsam ist, haben wir alle schon einmal erfahren, z. B. beim ersten Liebeskummer. Wir haben unser Lieblingslied eingelegt und es wochenlang laufen lassen. Wir haben mitgesungen und spüren können, dass sich etwas verändert – dass der Schmerz leichter wird.

In den alten Prophezeiungen der Hopis ist die Rede von den »uralten Liedern, die wiederkehren«. Sie sind bereits da, überall. Für jede Energie gibt es unendlich viele Lieder. Wir sagen dazu »Klangmatrizen« – ein unendliches Feld von Klängen und Tönen. Hieraus entstandene Musik kann bewusst zur Heilung eingesetzt werden. Wir beide arbeiten bereits seit Jahren mit diesem Feld, um neue und zugleich uralte Lieder zu schreiben. In unseren Workshops können wir beobachten, wie die Menschen auf die Lieder reagieren: Ihre Transformation wird rasant beschleunigt.

Wir glauben, dass viele Menschen bereits Zugang zu diesen Ebenen haben – ohne davon zu wissen. Selbst in der kommerziellen Musik gibt es einige Künstler, von denen wir glauben, dass sie ihre Lieder von »dort« holen.

Wie entstehen unsere Ohrwürmer/Mantren und wie wirken sie? Es gibt mehrere Wege, diese Lieder der neuen Welt »herunterzuladen«. Eine Möglichkeit wollen wir dir hier mitgeben.

Übung: Seelenlieder holen

Nimm ein oder mehrere Wörter mit für dich positiven Eigenschaften, und fange an, sie singend zu wiederholen. Am Anfang kann das auch innerlich geschehen. Visualisiere dabei, wie die Energie dieser Wörter sich in Form von Lichtstrahlen in deinem ganzen Körper verbreitet. Du saugst diese Energie auf wie ein Schwamm. Während du dich ganz auf dieses Bild und das Gefühl, das dadurch in dir entsteht, fokussierst, wird der Kopf frei, und der Verstand kommt zur Ruhe. Die Stimme erreicht dadurch eine Schwingungsebene, die sie direkt mit dem Herzen verbindet. Die Sinne werden aufmerksamer, der Geist weitet sich, die innere Stimme wird hörbar. Diese Reise führt nach innen, in die Stille – zur Quelle von Kraft, Freude und innerem Frieden. Schaue jetzt, ob du in dieser Stille ein Wort oder einen Satz vor deinem inneren Auge sehen kannst. Vielleicht sprudelt er auch einfach aus dir heraus, ohne, dass du ihn vorher »sehen« kannst. Dieser Satz oder dieses Wort hat bereits eine Melodie. Wiederhole nun deinen Satz immer wieder, und erlaube ihm, sich in der Melodie zu verändern. Du wirst spüren, wann der Liedsatz »fertig« ist. Von ihm ausgehend kannst du aus diesem Satz ein ganzes Lied auf dieselbe Art und Weise schreiben.

Seelenlieder ermöglichen uns einen Zugang zu einem höheren Bewusstsein. Wir lassen mit ihnen unsere verschiedenen »Anteile« sprechen. Wir singen uns frei, erinnern uns und wachsen.

Manche Lieder sind uns bereits vertraut, andere brauchen mehr Zuwendung (und Ausdrucksmöglichkeiten), bis der Körper ihre Schwingungsfrequenz als einen Teil von uns verinnerlicht und liebgewonnen hat. Dazu gehören auch die vermeintlich negativen Teile. Das Wissen um die Kraft der Mantren hat bis heute viel Licht, Freude und Liebe in unser Leben gebracht. Und unsere Ohrwürmer bringen dieses Wissen wiederum lustvoll in den Alltag.

Worte sind Macht

»Worte sind Macht« – das haben wir alle schon einmal gehört. Und im wahrsten Sinne des Wortes haben wir die Möglichkeit, die Macht des Wortes und des Klanges zu nutzen, um uns neu zu »bestimmen«.

So ist auch der bewusste Umgang mit Worten ein Werkzeug, sich seine Welt mitzugestalten. Wer beispielsweise immer wieder betont, »wie doof er ist« – wird es sein. Wir haben eine große Freude an Wortschöpfungen entwickelt: Infriedenheit statt Zufriedenheit, Neufreude statt Neugier, Umreichung statt Umarmung. Wenn ich dir »zuhöre«, schwingt im »zu« »geschlossen« mit, also ein Nichthören. Deswegen könnte man »hinhören« sagen. Aber wir wollen dir nichts vorschreiben. Du sollst dir nur deiner Wortcodierungen

bewusst werden. Denn dann kannst du die Worte als Schöpfungs-
werkzeuge im Alltag nutzen.

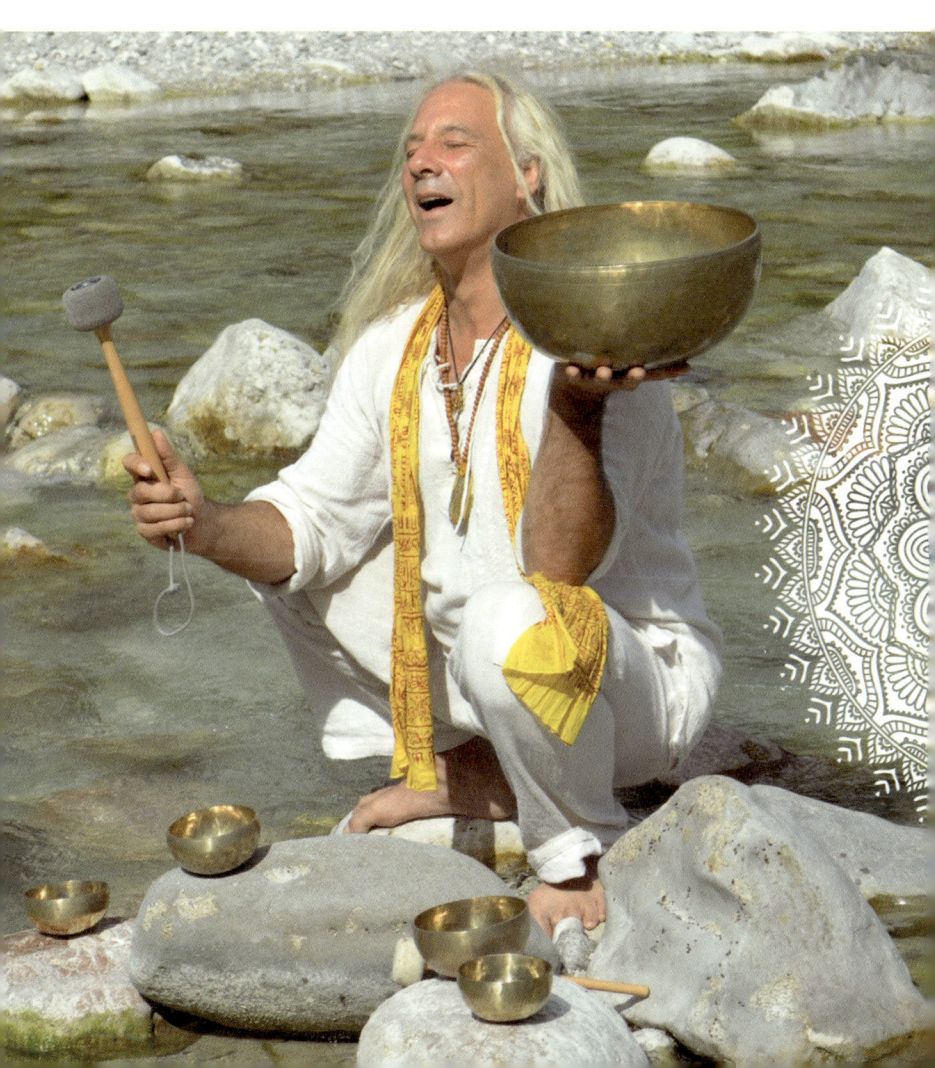

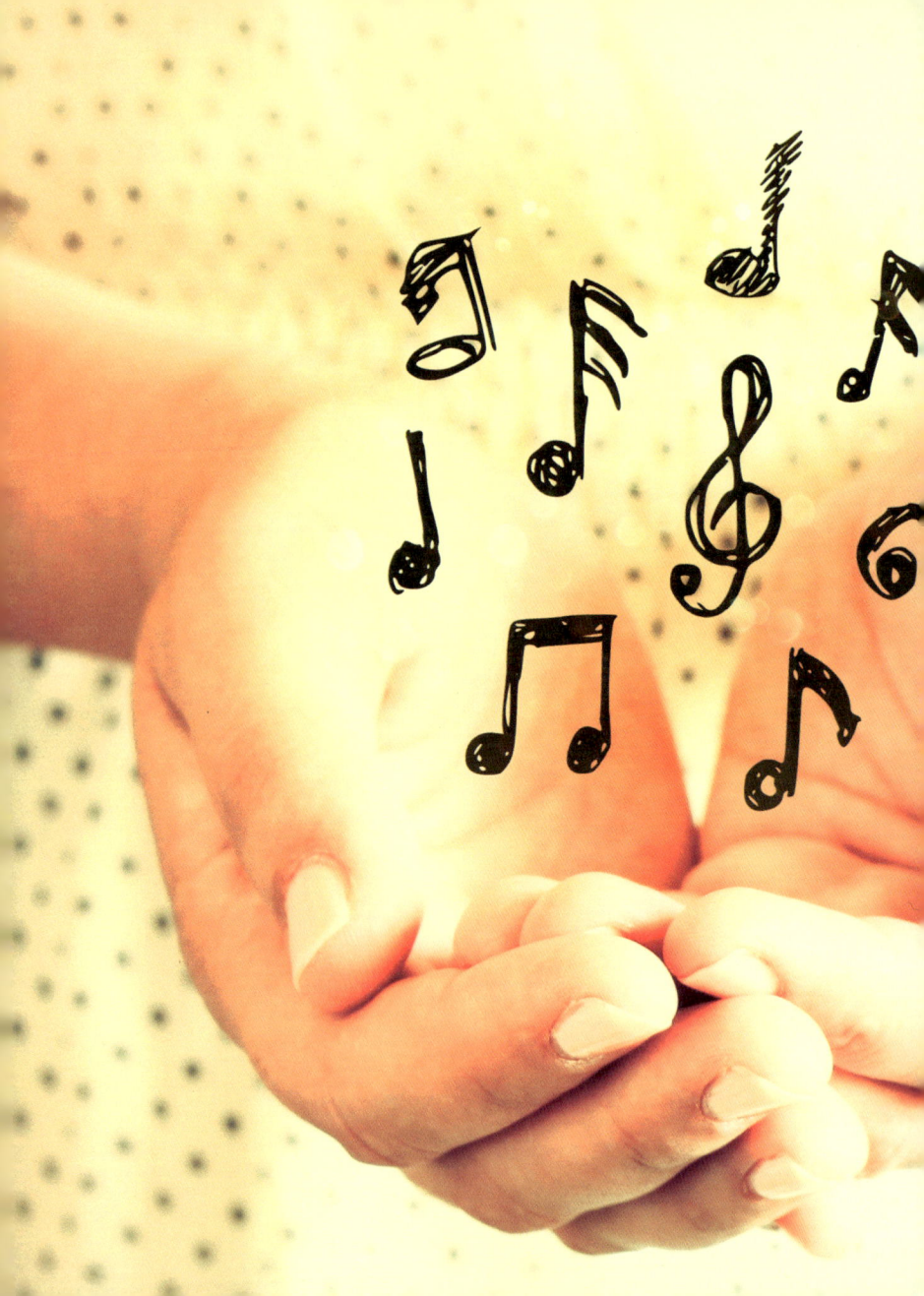

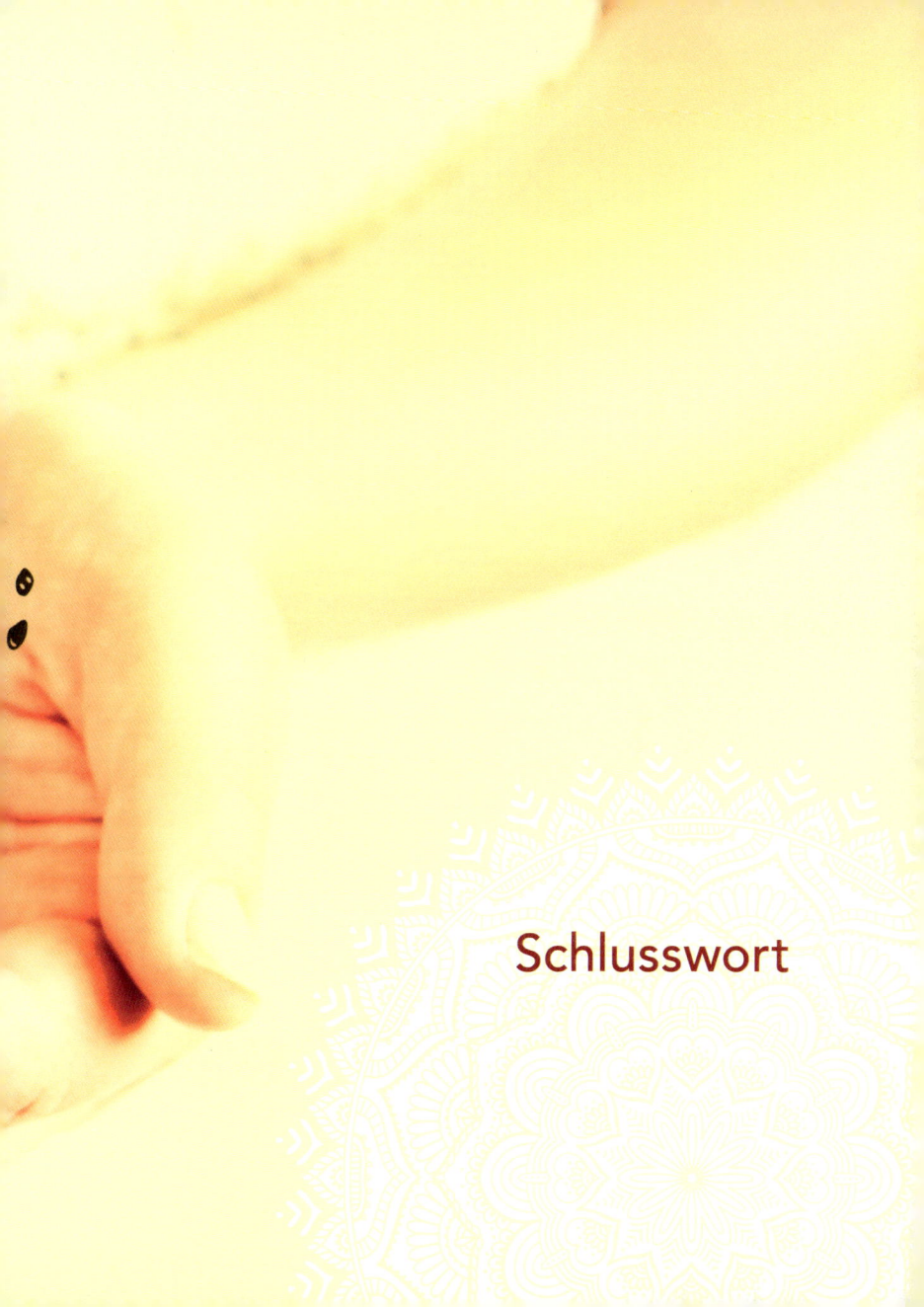

Schlusswort

Jeder Mensch bringt seine ganz eigene Lebensgeschichte mit. So ist jede Stimme – und ihr Weg in das volle Potenzial – einzigartig. Die einen treten laut auf, jedoch völlig fühllos. Die anderen sind ganz im Gefühl, haben aber nicht den Mut oder die Klarheit, sich zu zeigen und sich auszudrücken. Deshalb ist – zusätzlich zu dem allgemeingültigen Wissen, das du in diesem Buch findest – eine individuelle Begleitung förderlich.

Ob nun Gesangs- oder Sprechtechniken, Stimmhygiene (Logopädie), Liedarbeit und Heiltönen, Klangmagie oder Kommunikationstraining – suche dir aus, was dein Herz zum Singen bringt.

Das Wort Integration bedeutet »Wiederherstellung eines Ganzen«, und integrieren bedeutet »heil, unversehrt machen, wiederherstellen, ergänzen«. In der Einleitung haben wir schon betont, dass in unserer Welt der Mensch in der Regel keine Einheit mit seiner Stimme bildet. Er nutzt sie beschränkt und hat vor allen Dingen Hemmungen, sie als Mittel zum Ausdruck seiner Gefühle zu gebrauchen. Dies macht sich schon beim Sprechen bemerkbar: Man kann beobachten, wie das ausdrucksvolle, bunte Sprechen der Kinder im Lauf der Erziehung einem relativ monotonen Sprechen weicht. Noch deutlicher kommen diese Hemmungen beim musikalischen Umgang mit der Stimme und beim Singen zum Ausdruck.

Unter der Integration verschiedener Arten des Stimmgebrauchs verstehen wir nicht den unkritischen Gebrauch aller Möglichkeiten. Wir gehen jedoch davon aus, dass alle Teil eines Ganzen sind und dass in diesem unendlich bunten Spektrum das individuelle, einmalige Stimmprofil eines jeden Menschen enthalten ist. Unsere Aufgabe als Pädagogen besteht darin, diese Möglichkeiten aufzuzeigen und individuell zu nutzen.

Zur Integration der Bedürfnisse und Fähigkeiten, sich stimmlich auszudrücken, wollen wir keine psychologischen Diskussionen über die Ursachen eines unbefriedigenden Stimmgebrauchs führen, sondern den Mut und die Liebe zur individuellen, eigenen Stimme wiederherzustellen und diese zunehmend in den entdeckten Eigenarten gebrauchen. Die Entdeckung des persönlichen Stimmprofils bedeutet eine Entdeckung der eigenen Bedürfnisse und Fähigkeiten und kann tiefe Einsichten in den Zusammenhang von Stimme und innerer Bewegtheit vermitteln.

Integration der Arten des Stimmgebrauchs und Integration der Bedürfnisse und Fähigkeiten sind nicht zu trennen: Nur, wenn alle Arten Raum bekommen, kann man seine Bedürfnisse und Fähigkeiten entdecken und entwickeln. Beim Bemühen um diese Integration darf der Lehrer, der traditionell der Wissende ist, umdenken: Der Lernende ist der Wissende, und der Lehrende ist der Suchende. Der Schüler weiß ohnehin alles. Der Lehrer macht ihm lediglich bewusst, was sein Körper, was seine Zellen gespeichert haben. Er ist sozusagen ein Geburtshelfer. Vom Lehrer verlangt dies, dass er in allen Arten des Stimmgebrauchs zu Hause ist, dass er jedoch nicht nur die Stimme als isoliertes Organ, sondern den ganzen Menschen mit seinen Fähigkeiten und Bedürfnissen im Blick hat. Aus der Vielfalt der Möglichkeiten darf er das wählen, was dem Schüler in seiner momentanen Situation entspricht, d. h., worauf der Schüler »anspricht«, um ihn von da aus auf die Entdeckungsreise zu seiner Stimme zu schicken. Es darf immer wieder eine Balance hergestellt werden zwischen Motivation und Ermunterung, stimmlichen Herausforderungen und der stimmlichen Basisarbeit (z. B. Lockerung, Entspannung, Atmung, Phonation, Körperspannung, Artikulation, Ausdruck).

Es gibt unendliche Möglichkeiten, wie man die Stimme speziell gebrauchen kann als Kinderliedermacher, Rockmusiker, Musicaldarsteller, Ethnosänger, klassischer Sänger, Obertonsänger, experimentierender Sänger. Uns geht es jedoch nicht um den Spezialisten, sondern um die Frage, was aus diesen speziellen Arten in eine stimmliche Allgemeinbildung einfließen kann für ein selbstbestimmtes und stimmiges Leben.
Denn die Stimme nutzen wir ja alle – STIMMT's?

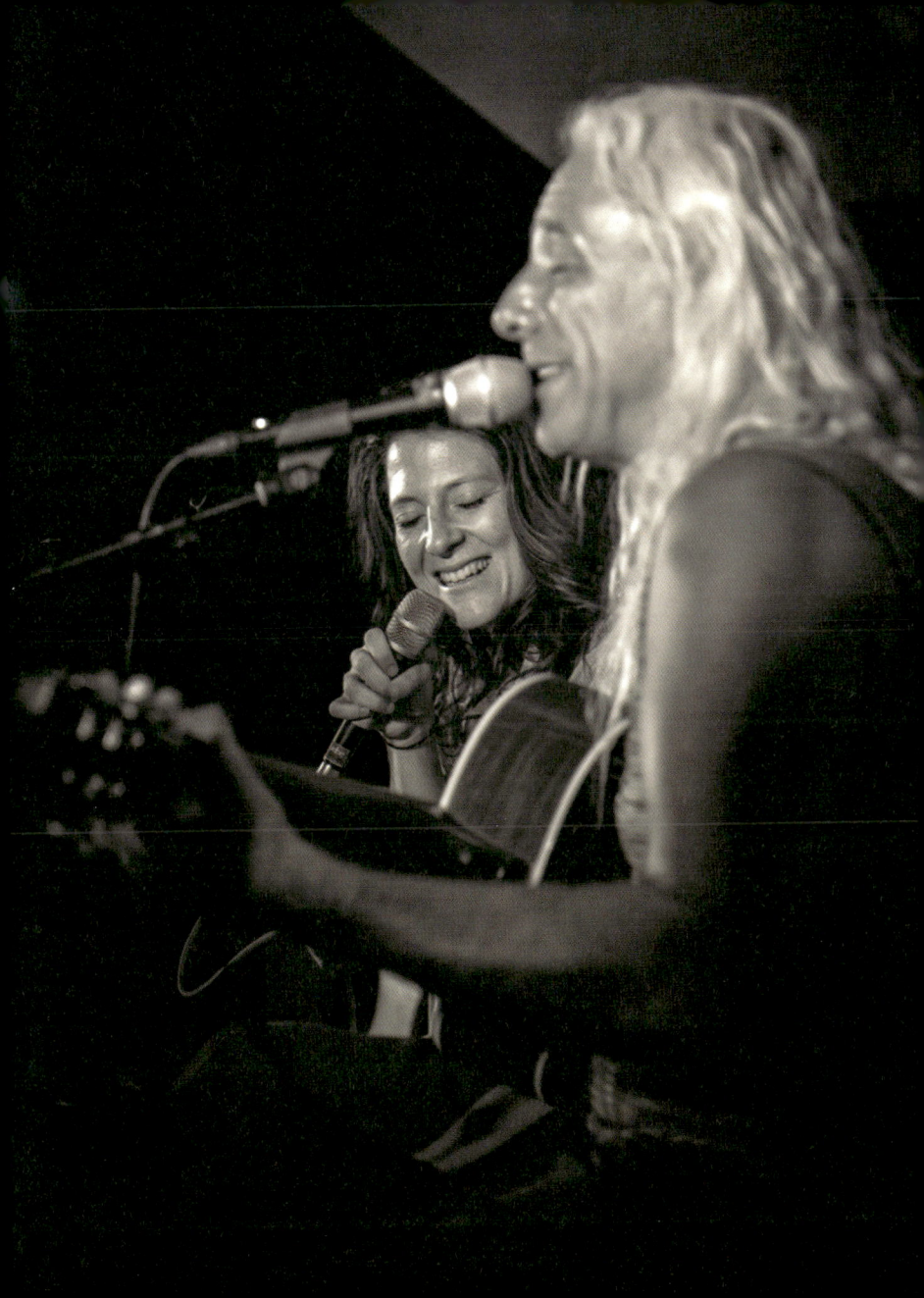

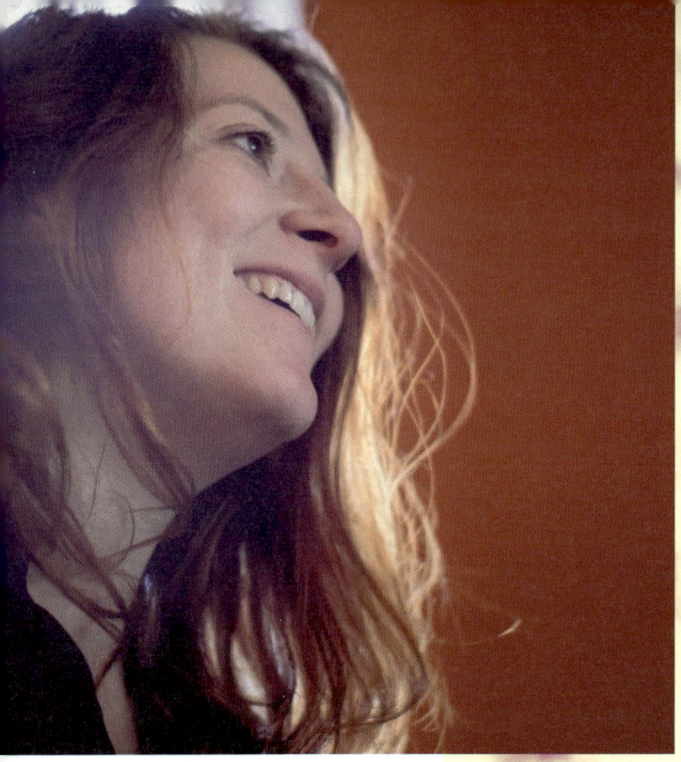

Angela Bittel ist diplomierte Sängerin, Sprecherin und Musicalschauspielerin mit langjähriger Bühnenerfahrung. In Seminaren, Workshops und individuellen Coachings begleitet sie Menschen auf dem Weg in deren volles Stimm- und Lebenspotenzial. Außerdem ist sie Vollblutmusikerin und gibt regelmäßig Konzerte.

www.voice-of-heart.net

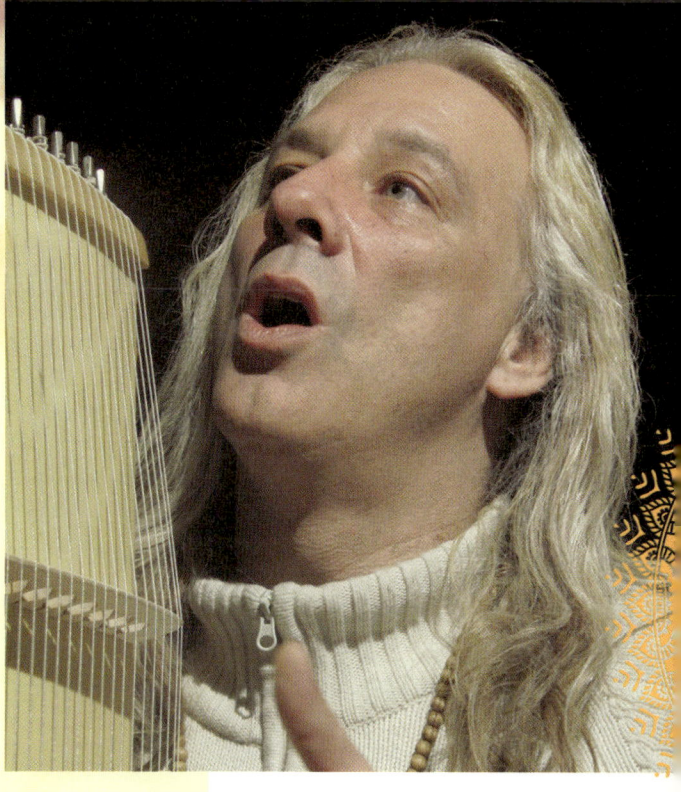

Christopher Amrhein studierte Musik und Tanz am Mozarteum Salzburg. Seit über 10 Jahren arbeitet er als freischaffender Künstler, Heiler und Schamane. Während zahlreicher Auslandsaufenthalte lernte er musikalische Traditionen unterschiedlicher Kulturen kennen. Er veranstaltet Konzerte, Seminare und gibt Unterricht zu verschiedenen Aspekten der Musik und der Heilung.

www.chrisamrhein.de

Ebenfalls erschienen im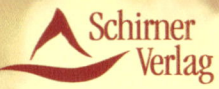

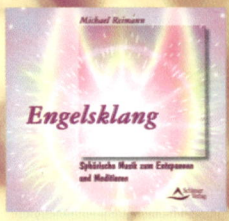

Michael Reimann
Engelsklang
Sphärische Musik zum Entspannen
und Meditieren
Audio-CD, ca. 56 Minuten
978-3-89767-123-2

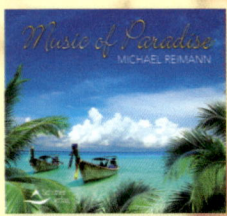

Michael Reimann
Music of Paradise
Audio-CD, ca. 78 Minuten
978-3-8434-8314-8

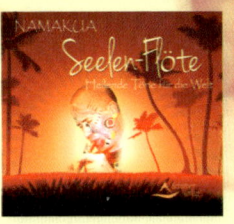

Pedro Bley
Seelen-Flöte
Heilende Töne für die Welt
Audio-CD, ca. 50 Min.
978-3-8434-8235-6

Bildnachweis
Axel Hebenstreit – www.lichtseelen.com: S. 70, 74, 133, 134

Christopher Amrhein: S. 80, 127, 135

© Sygyt Software: S. 90

www.shutterstock.com:
Cover: #127551230 © gst (Vogel), #282797366 © Snezh (Ornament), # 294753158 © phokin (Hintergrund)

S. 1 – 136 #282797366 © Snezh (Ornament), S. 3/6/11/13/14 – 135 (Noten) #127551230 © gst (Vogel); S. 3 #126128999 © mythja,
S. 4/5/68/134 – 136 # 211813165 © Suzanne Tucker, S. 6 #366114788 © AwaylGl, S. 11 #297975410 © artphotoclub, S.13 #373879903
© Volodymyr Burdiak, S. 22 #133622708 © Pavel L Photo and Video, S. 42 #8367337 © Tracy Whiteside, S. 46 #56713168 © Molodec ,
S. 60 #47751910 © Lichtmeister, S. 64 # 67728058 © danjazzia, S. 102 #131702840 © phloxii, S. 119 #317819021 © Africa Studio,
S. 128/129 #213104491 © tomertu